JN005143

10万人以上を痩せさせた
ダイエット専門鍼灸院が教える

一生太らない生活

ダイエット専門鍼灸院
ハリエット総院長
関口 賢

日本文芸社

はじめに

僕の初めての著作となる『月曜断食』は２０１８年に発売され、関連書籍も含めるとトータルの発行部数は35万部を超えました。また、中国、韓国、台湾、タイで翻訳もされ、ＳＮＳを通じてたくさんのご相談をいただきました。海外、そして国内でもツイッターなどのＳＮＳやオフ会を通じてリアルなフィードバックをたくさんいただけたことが、今の僕の大きな財産になっています。

これまで、施術や断食指導だけでも10万を超える人々を痩せさせてきた経験から痛感したのは、これだけ情報があふれている世の中だというのに、**多くの方が痩せ方を知らない**し、また、**一度は痩せたとしてもその体を維持していく方法を知らない**ために困っているということでした。

そもそも、痩せる手段として断食を選ぶ方は、これまでにダイエットでたくさんの挫折を経験してきた方が多いのです。痩せたいと思ったときに、断食をファーストチョイスにする方は、極めて稀です。

断食には、つらそう、大変そう、空腹に耐えるなんてがまんできないといったネガティブなイメージがつきまといますし、食べることが好きだから自分には無理といった声もよく聞きます。

でも、僕から言わせると、その逆なのです。**一生、好きなものを食べ続けるために、断食をする**のです。

断食は、ただ食べないという究極にシンプルな方法でありながら、ダイエット効果は絶大です。さらに適量で満足できる胃と素材の味わいを堪能できる舌を取り戻し、本当の意味で食を楽しめる自分になると同時に、一生太らず体の内側から健康になれる優れた養生法です。

近年は、断食に関する研究が世界各国で進められ、新しいエビデンスもいろいろ出てきています。新しい論文や研究結果などをチェックするのは僕のライフワークですし、それらに接することで、僕自身の断食に対する考え方は定期的にアップデートされています。

そして、『月曜断食』から5年以上が経ち、アップデートされた**最新版が本書でご紹介する『週1夜断食』**です。

週1回、夜ごはんを食べないだけという究極にシンプルな取り組みですが、この方法でたくさんの方がただ痩せるだけではなく、健康を取り戻しています。

近年は、生活習慣病やその予備軍となり、医者から「痩せてね」と言われたのをきっかけに、僕の鍼灸院に来てくださる方が増えています。このままでは本格的に病気の治療に取り組まなければいけなくなる。そうなれば、今までのように好きなものも食べられなくなります。

「食べるのが好きだから断食なんて無理」と言っていた方々も、ようやくここで、「これからも好きなものを食べ続けるために断食をしよう」という思考に切り替わるようです。

本書を手に取られている方の中にも、健康診断の結果にショックを受けていたり、すでに病院へ通っている方もいるかもしれません。しかし、**14ページを見てください。断食に取り**

組んだ方々の血液検査の結果が、食べないことが健康につながることを見事に証明してくれています。

生活習慣病やその予備軍の方は、週１夜断食で体重や体脂肪を落とし、正常値を取り戻しましょう。疲れやすいなど診断のつかない不調に悩んでいる方もまた、週１夜断食に取り組んでニュートラルな体を取り戻し、心身ともに元気な自分を取り戻しましょう。

人生１００年時代。あなたも『一生太らない生活』はじめてみませんか。

ダイエット専門鍼灸院　ハリエット総院長　**関口　賢**

活を手に入れる！

「痩せられない」「太ったことが原因で病気になってしまった」……そんな悩みから解放されるとっておきの方法を紹介します。

＼なぜ一生太らなくなる？／

週1回、夜に断食をする

▼

胃の大きさ・味覚が元に戻る

▼

勝手に正常な食事量に戻る

▼

内臓・細胞が元気になる

▼

代謝がよくなる・体が元気になる・免疫アップ

▼

体重・体脂肪が落ちる・見た目が良くなる

▼

健康診断の数値が改善する

▼

病院知らず・医療費がかからなくなる

▼

老後も楽しく過ごせる

一生太らない生

さらに!
一生太らない生活で
得られるメリット

血圧・血糖値
・中性脂肪などの
数値の改善

便秘解消

冷え性の改善

疲れやすさ
の解消

メンタル
の安定

睡眠の質
が上がる

肌ツヤが
良くなる

お金もかからず
人生ずっと健康に!

太らない生活 1

週1回、夜ご飯を食べないだけでみるみる痩せる『週1夜断食』

痩せるためには脂肪を燃焼させる必要がありますが、そもそも脂肪はどのように燃焼されるかご存じですか？　体に蓄えられた脂肪をすぐにエネルギーとして消費できればいいのですが、残念ながらそう簡単には使ってもらえません。

普段からしっかり食事をしているあなたの体の中には、血液中に流れるすぐに使えるエネルギーや、肝臓や筋肉などに蓄えられたエネルギー、さらに体脂肪として蓄えられたエネルギーなど、さまざまなエネルギーが存在しています。

その中で体についた体脂肪を使うスイッチが入るのは食後10時間以上経ってからとも言われていて、もし、休む間もなく食べていたら……当然、体脂肪は使われないまま。

だからこそ、**あえて夕食を取らずに16時間の空腹状態をつくることで体脂肪をどんどん燃やしてくれるようになります。**

10時間ではなく16時間の理由は、**体が若返るスイッチがオンになり細胞を生まれ変わらせ**

てくれる〝オートファジー〟が活性化すると言われているため（詳しくは87ページ参照）。

この本では、これらのメソッドのことを**「週1夜断食」**と紹介していきます。

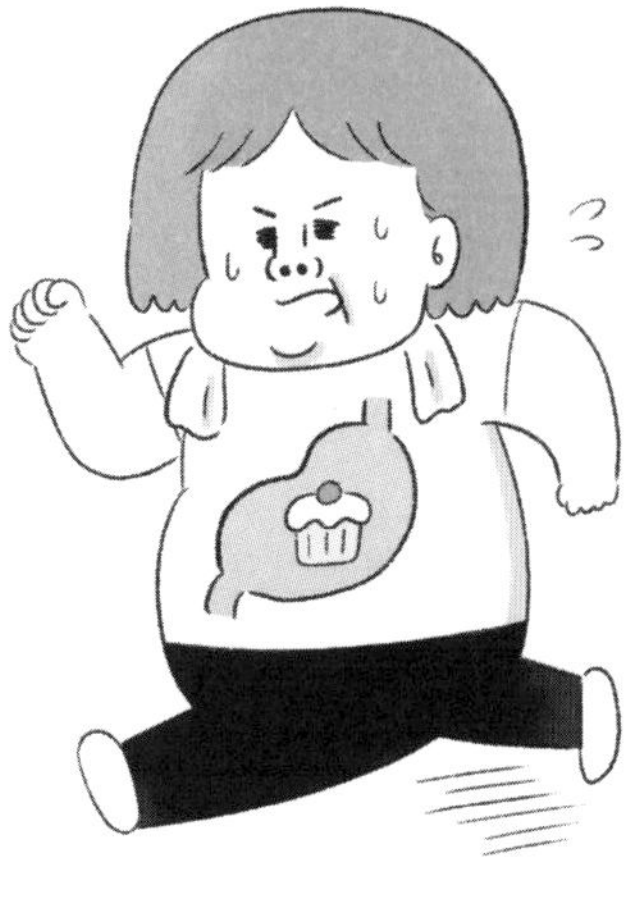

体脂肪がなかなか
使われない

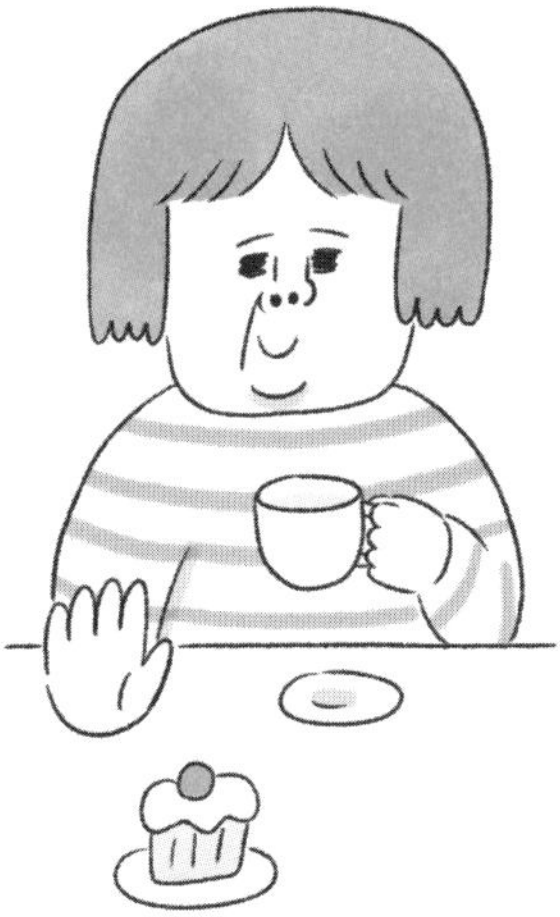

空腹状態をつくって
体脂肪を燃やす

空腹時間の確保は睡眠時間を含めればストレスなし！

内臓を休め、臓器の働きを正常に戻して体脂肪を燃やし、細胞を生まれ変わらせる。この一連のサイクルをオンにするためには、16時間空けるといいとお伝えしましたが、日中に16時間作ろうとすると最低でも2食は抜かなければなりません。しかし、6～8時間ある睡眠時間をそこに入れてみるとどうでしょう。たった1食夜を抜くだけで簡単に16時間を確保することができます。

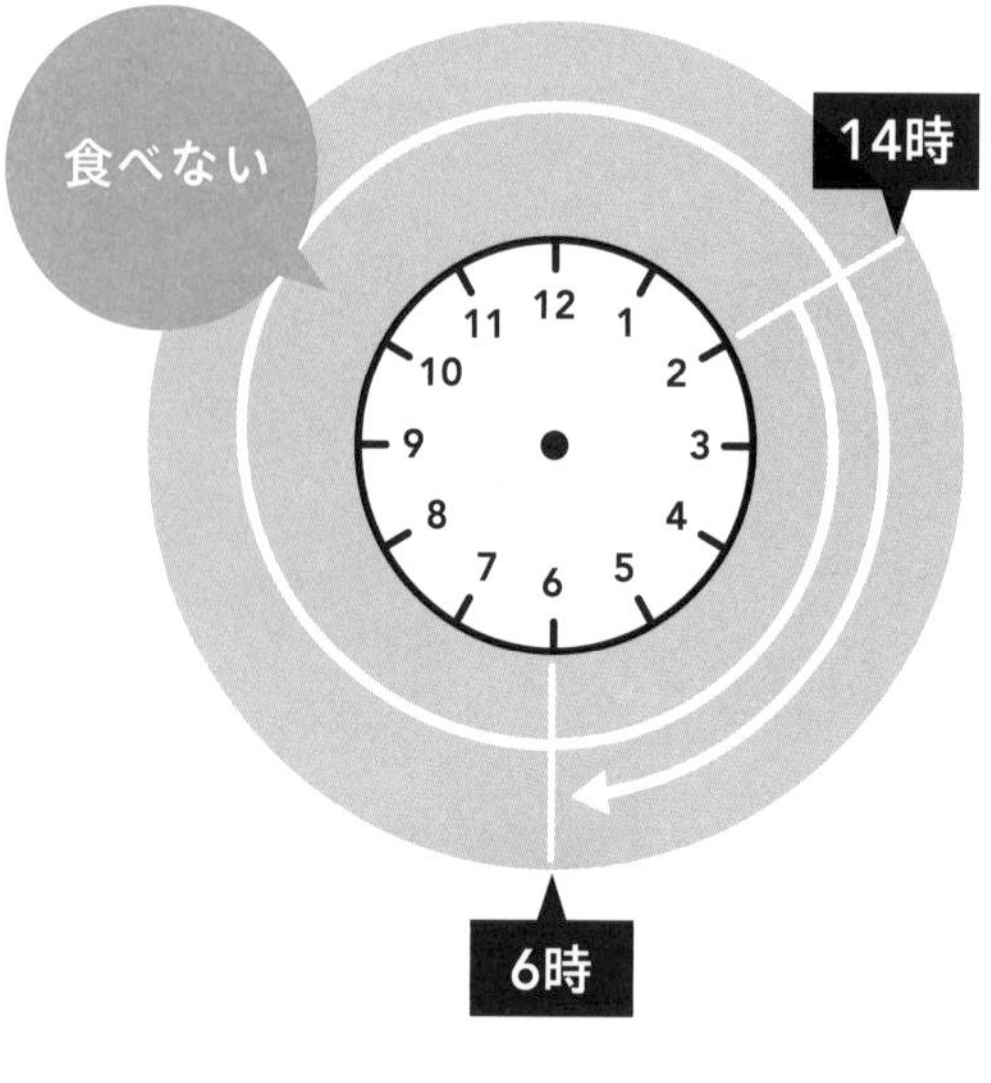

太らない生活 3

自分の体を正常化させる

人間の胃の大きさはこぶし2つ分といわれていますが、たくさん食べれば食べるほど、それに合わせて大きく膨らむ臓器です。今のあなたの胃の大きさは果たして正常サイズでしょうか。

週1夜断食では、週に1回あえて食べない時間をつくることで消化器官を休め、**バカになった胃を正常化**させます。さらに、高塩分など**味が濃いものに慣れてしまった舌も正常化**させていきます。

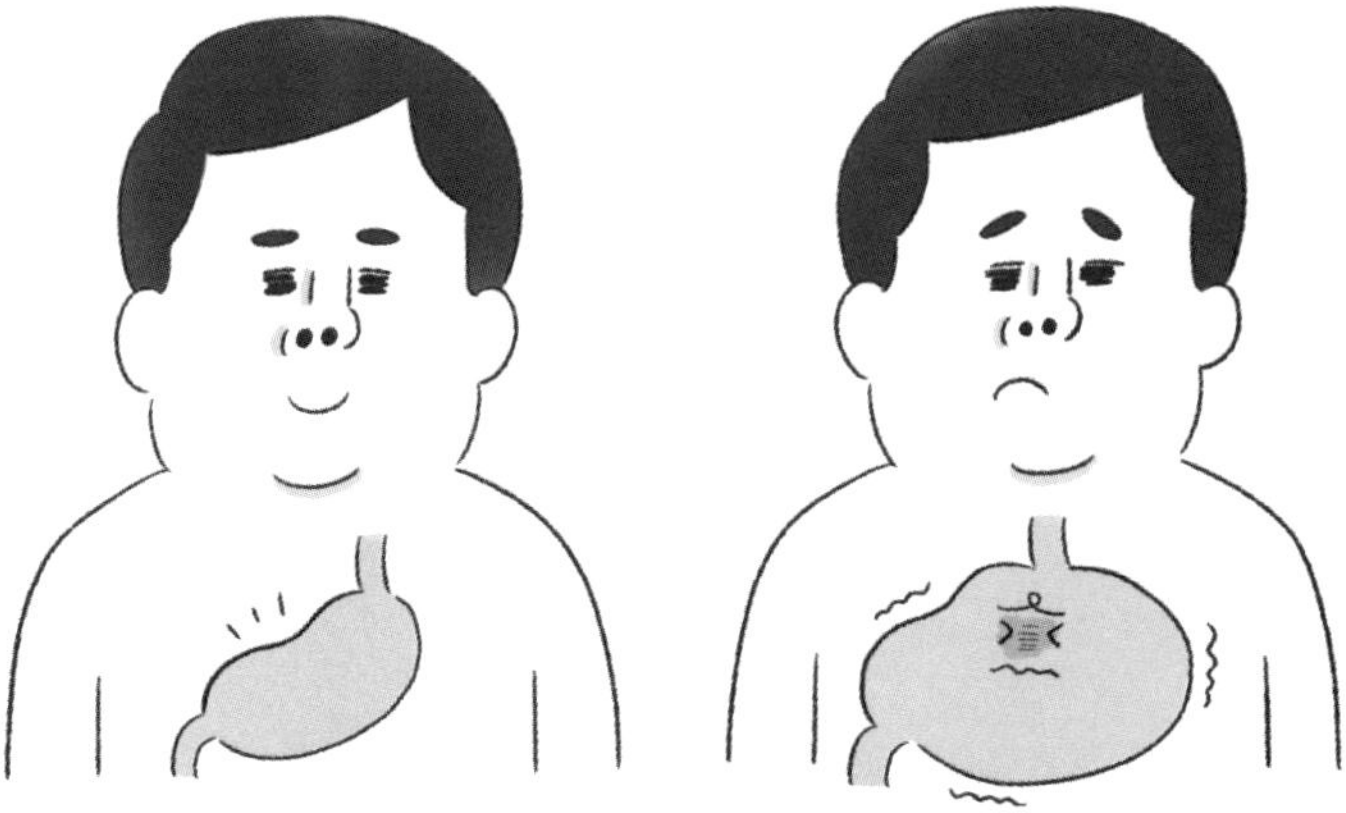

太らない生活 4

内臓脂肪を落として病気知らずの体に

一生健康でいるためには、生活習慣の改善が必要です。なぜなら、**「メタボリックシンドローム」**の状態から、**「生活習慣病」**になると、将来の健康をおびやかすことになるからです。日本人の死因1位はがん、2位は心臓病、4位は脳卒中で、メタボの人がこれらの生活習慣病を引き起こす状態になっているのは明らかです。しかし多くの病気は、**肥満を解消することでその数値が改善されていく**こともわかっています。また、ストレスもメタボの大敵なので注意しましょう。

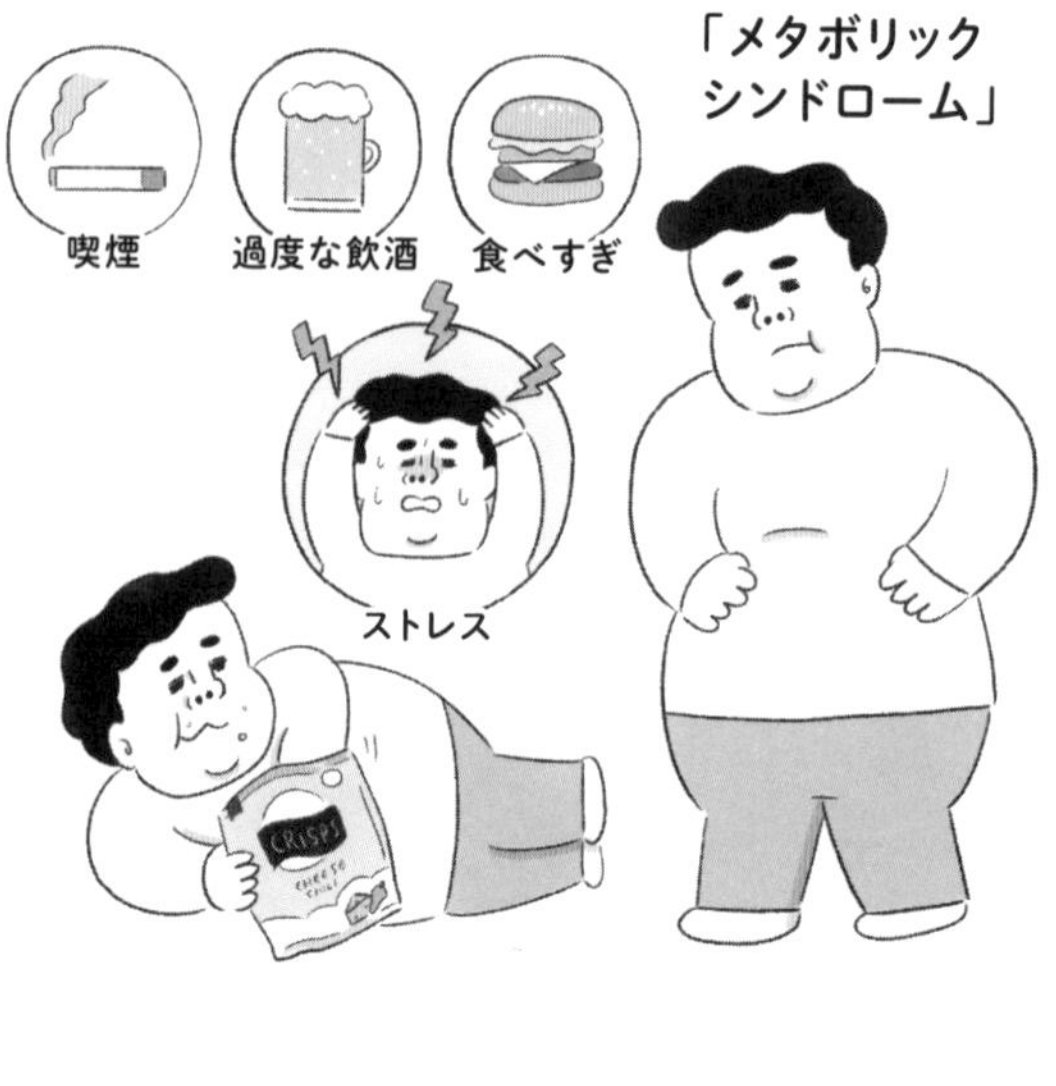

太らない生活 5

1週間のサイクルで圧倒的に習慣化しやすい！

週1夜断食は、**週1回だけ夜断食をして16時間以上の空腹時間をつくる**だけ。

基本のスケジュールは、**月曜に夜断食（不食日）、火曜〜金曜は体を整える食事を摂る（良食日）、土日は食べることをしっかり楽しむ（美食日）**という流れです。（詳しくは第4章参照）

この1週間が1つのサイクルとなるので習慣化しやすく、挫折する可能性が限りなく低いのも魅力です。

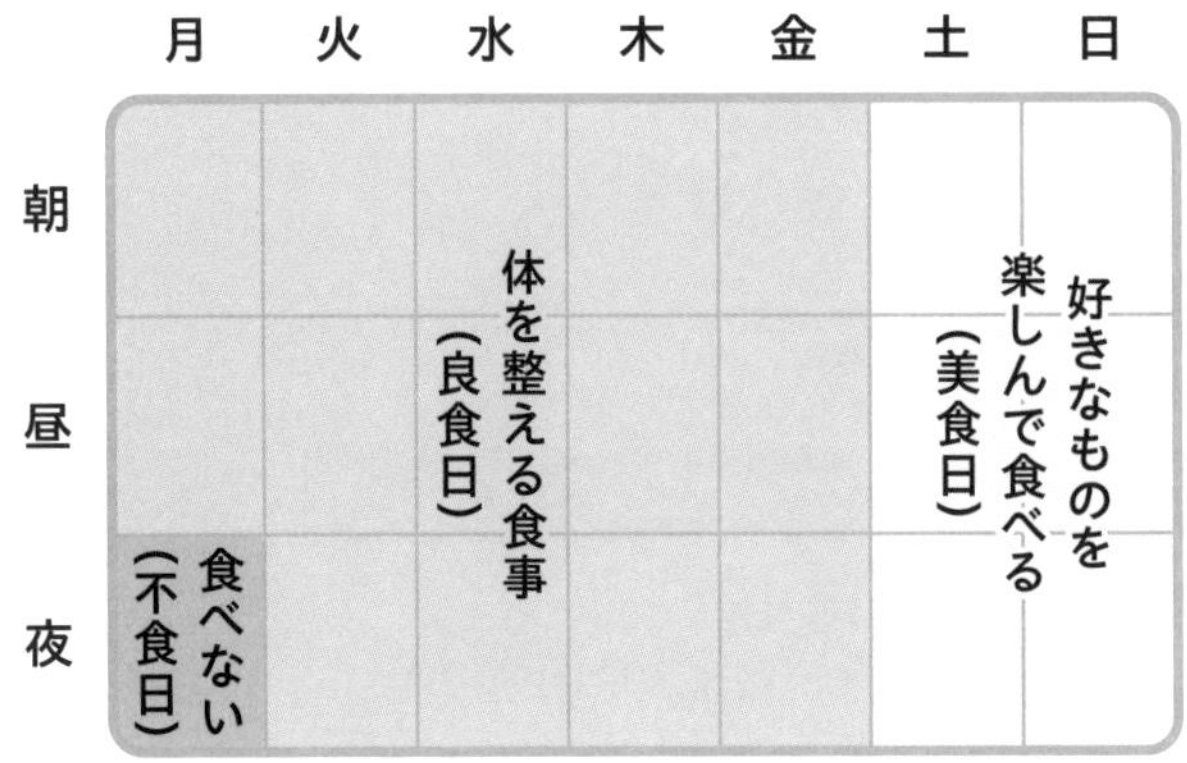

断食を実践して体重・体脂肪率が落ちると、血液検査の結果も正常値になることがたくさんの患者さんの例からも証明されています！

中性脂肪・血圧が正常値になった！

Tさん　60歳・女性　期間：12カ月

- 中性脂肪：**150** ▶ **63** ㎎/dL
  （基準値 30 ～ 149 ㎎/dL）
- 血圧：**163/108** ▶ **121/78** ㎜ Hg
  （正常値 130/80㎜ Hg 以下）
- 体重：**92.6** kg ▶ **57.8** kg
- 体脂肪率：**47.2** % ▶ **30.2** %

血糖値が正常値になった

Sさん　62歳・女性　期間：12カ月

- 血糖値：**193** ▶ **84** ㎎/dL
  （食後血糖値 基準値 70-140 ㎎/dL）
- 体重：**78.3** kg ▶ **64.8** kg
- 体脂肪率：**35.0** % ▶ **31.4** %

γ-GTPが正常値になった

Tさん　46歳・女性　期間：12カ月

- γ-GTP：**162** ▶ **18** IU/L
  （基準値 男性 50IU/L・女性 30IU/L 以下）
- 体重：**67.7** kg ▶ **49.1** kg
- 体脂肪率：**41.5** % ▶ **23.0** %

＼ LDLコレステロール値が正常になった ／

Hさん　59歳・女性　期間：12カ月

- LDLコレステロール：**182** ▶ **104** ㎎ /dL
（基準値 70 ～ 140㎎ /dL）
- 体重：**76.0** kg ▶ **66.2** kg
- 体脂肪率：**43.2** % ▶ **34.8** %

＼ 他にもこんなうれしい効果が ／

- 便秘解消
- 冷え性の改善
- 疲れやすさの解消
- メンタルの安定

＼ 編集Uも約1ヵ月で－5kgを達成！ ／

30代半ばを超えて、20代の頃よりも10kg以上太ってしまった担当編集者U。かなりのお酒好きだが、これならできる!と挑戦を決意。

	体重	体脂肪率
スタート時	**72.6** kg	**26.4** %
	－5 kg	**－3.1** %
約1ヵ月後	**67.6** kg	**23.3** %

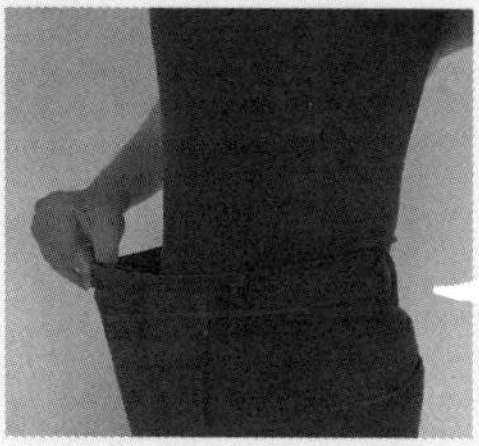

おなかの肉が
のってしまっていた
ズボンもこんなに
ユルユルに！

もくじ

第4章　実践・週1夜断食

第5章 一生元気でいるための心と体のケア術

第1章

「すぐに太る」「何をしても痩せない」理由

01 TOPIC

痩せられない人の特徴とは

不摂生をしていても、健康診断でオールAをもらえるのは30代まで。40代や50代になると健康診断の結果にBやCの文字、あるいは、要指導、要再検査などの文字が散見されるようになり、そのときになってようやく自身の健康問題と正面から向き合うようになっていく方がほとんどです。

僕の鍼灸院にやってくる方も、30代までは見た目をよくしたいなど美容目的でダイエットに取り組む方が圧倒的に多いのですが、40代以降になると、健康上の理由からダイエットに取り組む方も増えていきます。

患者さんと話をする中で、

「医者に痩せなさいと言われてるんだけど、どれも続かなくて」「糖尿予備軍と言われたんだけど、何をしても効果が出ない」

そんな声をよく聞きます。

医者は「健康のために痩せてね」とは言うけれど、**肝心の痩せ方を教えてくれないことが多い**ため、多くの人が〝簡単に痩せられる〟情報を求めてさまよっているうちに何が本当にいいのかわからなくなってしまい、ダイエット難民になっているように感じます。

長期的な視点を持って体を根本から変えていこうと考える人は少なく、とにかく痩せさえすればすべてうまくいく、健康になると信じてすぐに効果が出そうな方法を片っ端から試していくうちに、体のバランスをどんどん崩し、健康からより遠ざかってしまう人が少なくないという印象です。

健康のために痩せようと思って努力してきたのに、かえって不健康になってしまう、こんなに悲しいことはありません。

僕はよく患者さんに、

「自分の健康は、自分の管理下に置いておけるようにしましょう」

と声をかけます。「あれが効きそう」「これがいいらしい」などとたくさんの情報に触れることは決して悪いことではありません。飲むだけ、つけるだけで痩せると聞いたら、誰だって試したくなるものです。

しかし、健康を自分の管理下に置いておくためには、**見聞きした情報が「自分にとって必要かつ効果的か」を考えて精査する**という工程が絶対に欠かせません。人生１００年時代、最後まで身の回りのことは自分でできるくらいの健康は維持したいと誰もが考えることでしょう。そこをゴールとするならば、今の自分は何をすればいいのか。目の前の魅力的な情報は、その目標に照らし合わせたときに最適解なのかどうかを考えるのです。

といっても、正しい方法を知ればしっかり痩せて健康になり、「これが正解だったんだ」とわかるはず。その気づきが『一生太らない生活』に繋がっていくのです。

まとめ

痩せられない人の特徴とは

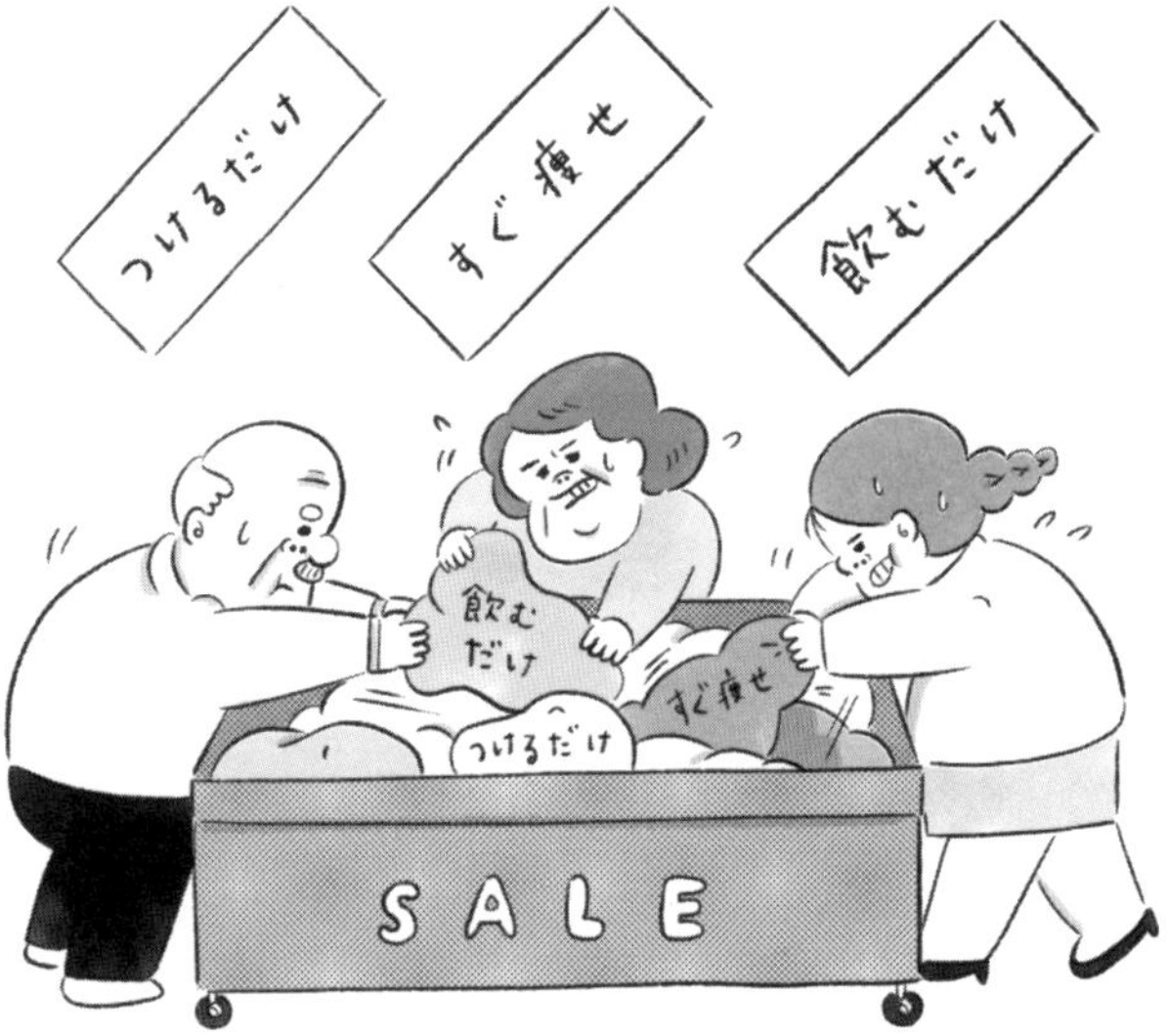

目の前の魅力的な情報に飛びついていませんか？

TOPIC 02

「痩せやすさ」に年齢は関係ない

「歳をとると痩せないんだよね」

そうおっしゃる方がたくさんいます。もちろん年齢によって体の変わるスピードは同じではありませんし、40代と70代では基本的な体力や健康状態が異なりますので、年齢が上がるにつれてダイエットに慎重にならざるを得ない部分はどうしても出てきます。しかし、痩せない大きな原因は年齢ではありません。

今、太っていることで悩んでいる人は、**体が太るスパイラルにはまりこんでしまい、そこから抜け出すことができないだけ**なのです。自分の意思とは無関係に食べ過ぎてしまうのも、レストランやコンビニで太りそうな食べ物ばかり選んでしまうのも、ちょっと動くのも面倒くさいと感じてしまうのも、すべては太るスパイラルの中にいるからこそ起こる現象です。痩せるスパイラルへと移行すれば、体質が変わり、同時に、思考と嗜好も変わり、動きたくなる自分へと変わっていけます。

断食は、その太るスパイラルを強制的に断ち切り、痩せやすいスパイラルへとレールを敷き直すための緊急停止ボタンのようなもの。

スパイラルに年齢は関係ありません。そして、何歳からでもレールを敷き直して痩せるスパイラルへと移行することが可能です。

僕の鍼灸院では、ダイエットで悩む方々を適正体重に戻すお手伝いをしたり、もっと美しくなりたいと願う方々への施術をメインとしています。20代から80代まで、幅広い年代の方々が足を運んでくださいますが、基本的な施術の内容はすべての年代に共通しています。実際、70代の方でも5kg以上の減量に成功し、通い始めた当初よりもどんどん若返っていく方を何人も見てきました。

今よりも痩せたいということであれば、断食と鍼治療が鍼灸院での施術の2本柱になります。大幅減量を目指していて基礎体力もある方ならば、鍼治療でサポートしながら最長5日間の断食に取り組むこともあれば、体脂肪を減らすための体質改善がメインという方には3日間程度の断食に取り組んでもらったりもします。その方の目指す姿や体質、基礎体力などと相談しながら方針を決めてはいきますが、断食という手段は同じです。

なぜ、僕が断食という手段を選択するのかといえば、

●年齢問わず取り組むことができる
●体感としての結果が早い
●体質から変えていける

というのが大きな理由です。

だからこそ、健康を目指して変わっていきたいと思ったのなら、1日でも早く行動することが得策です。韓国のことわざに、「**始めさえすれば半分成し遂げたも同じ**（シジャギ パニダ）」というものがありますが、行動しなければ変化はゼロだけど、行動を起こしたらあとは綱を

手繰り寄せるように次から次へと自分のすべきこと、したいことが見えてきます。そうなれば、ゴールは見えたも同然です。

ダイエットの成否を分けるのは、実は、**最初のきっかけとして何を選ぶか**がもっとも重要だと僕は思っています。そして、そのきっかけとして断食ほど優秀なものはないとも思っています。

本書で提唱している週１回の夜断食を中心とした取り組みであれば、体に大きな負担をかけることなく、断食によるメリットを受け取ることができますし、ダイエットの大敵であるストレスにもなりません。断食は「食べないだけ」というシンプルな方法ですから、やり方で迷うこともありません。そして何より、体を内側から変えていけるからこそ、その先の人生を快活に、健康に過ごしていけます。

ここから少しずつお話をしていきますが、現代はメタボリックシンドロームや生活習慣病などで悩む方が多いですが、その原因を突き詰めていき、どうしたらいいかと考えても、やはり、答えは断食に行き着きます。

人生１００年時代といわれる現代にこそ、断食は必要なものなのです。

まとめ

「痩せやすさ」に年齢は関係ない

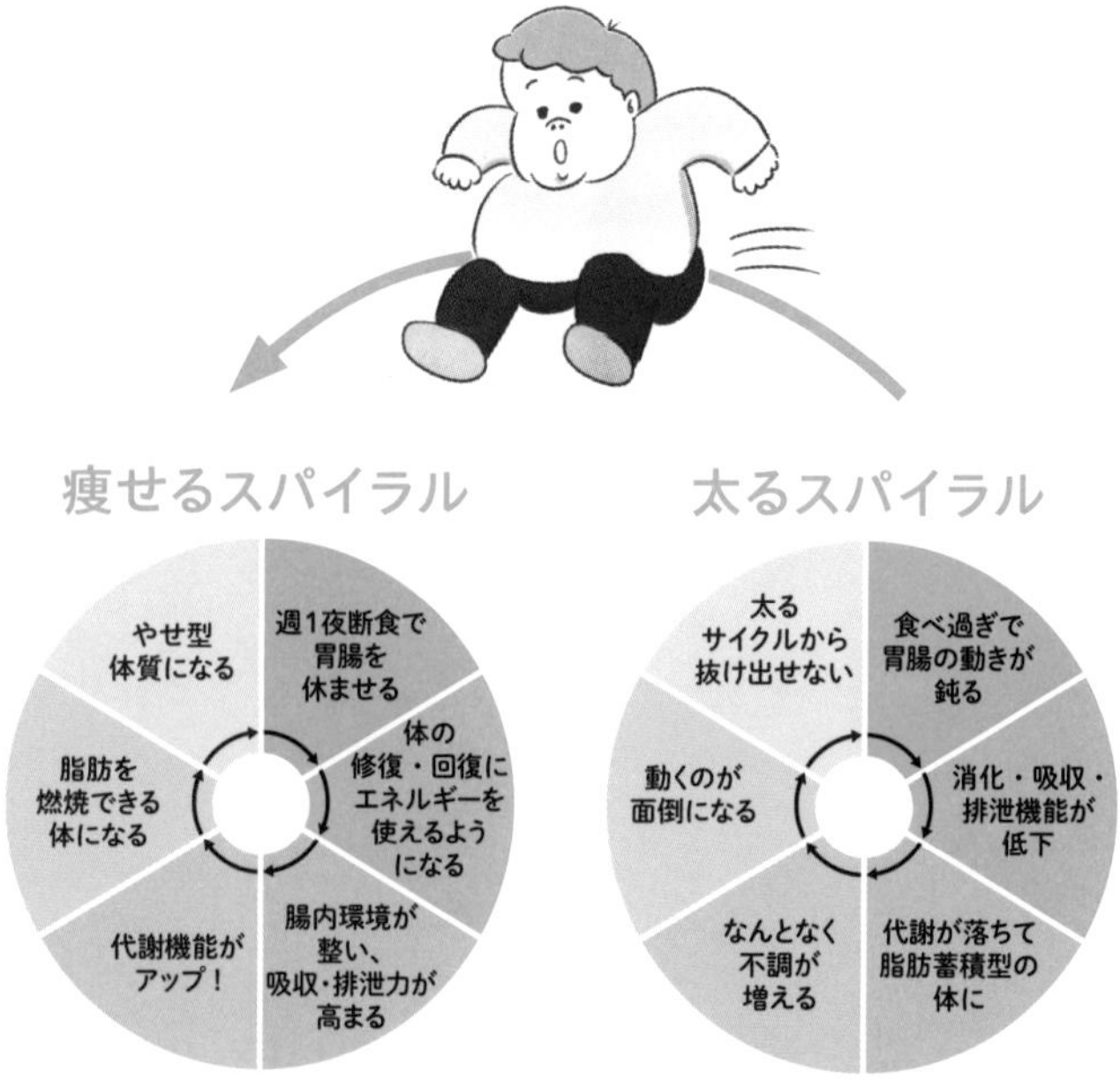

「太るスパイラル」から
「痩せるスパイラル」へ
シフトしよう

TOPIC 03

現代人の食べ過ぎには2種類ある

「人は食べたものでできている。」

人生で何度か耳にしたことがある言葉だと思います。**人体はおよそ37兆個の細胞で構成されており、この細胞の一つ一つが栄養を必要と**しています。だから、何を食べるかで細胞の様子が違ってきます。いい栄養をもらっている細胞ばかりなら全身から活力がみなぎりますし、栄養が行き届かない細胞があれば、やはり、体のどこかに不調が起きてしまいます。

だからこそ、人は何を食べるかがとても大事です。

そして、**何を〝どれくらい〟食べるか**も、同じくらい大事です。

僕も食べることは大好きですが、僕が好きなのは、**自分が本当においしいと思うものをき**

ちんと味わいながら食べることであって、量をたくさん食べることではありません。

なぜ、わざわざこのような話をするのかといえば、「自分の好きなものをお腹いっぱい食べることこそが幸せ」だと思い込んでいる方がとても多いからです。自分の好きなものならまだしも、なんでもかんでも手当たり次第、お腹いっぱいになるまで食べてしまう方も少なくないはずです。

僕は、現代人の食べ過ぎには2種類あると思っています。ひとつは、**量の食べ過ぎ**。もうひとつは、**偏った食べ物の食べ過ぎ**です。このどちらもが、体にとっては大きな負担になりますし、長期間にわたって食べ過ぎていれば、いずれ体が悲鳴を上げることでしょう。


「毎朝フルーツグラノーラを食べているんです」

「体にいいオイルをサラダやコーヒーにかけています!」

「いつも食事に野菜ジュースを付けています」


そんなみなさんの頑張りの声が私の元に届きますが、体にとって必要な栄養も、摂り過ぎれば害になることがあります。人間の歴史は飢餓の歴史ともいわれるように、人の体は余った栄養を**〝いざというときのために〟脂肪として蓄えておこう**としてしまうのです。

断食をする目的は、

「量の食べ過ぎ」を正す

↓

適正量で満足する

↓

体が本当に必要とする食べ物を自然と欲する

↓

おいしく味わえるようになる

ことです。週1夜断食が目指しているゴールもここです。

こういった食べ方が自分のスタンダードになれば、ダイエット面から見ると**リバウンドの心配がなくなります**。健康面に焦点を当てれば、病気の心配や不安をかなり解消できます。

最初にお話しした食べる楽しみはどうなったの？　と思うかもしれませんが、体が必要なものを食べると、人は心から満足するし、その食事が最高においしいものになります。

さらにいえば、週１夜断食では、週末の美食日には大好きなものも食べることもできるので、食事を我慢するストレスとも無縁でいられます。

まとめ

現代人の食べ過ぎには2種類ある

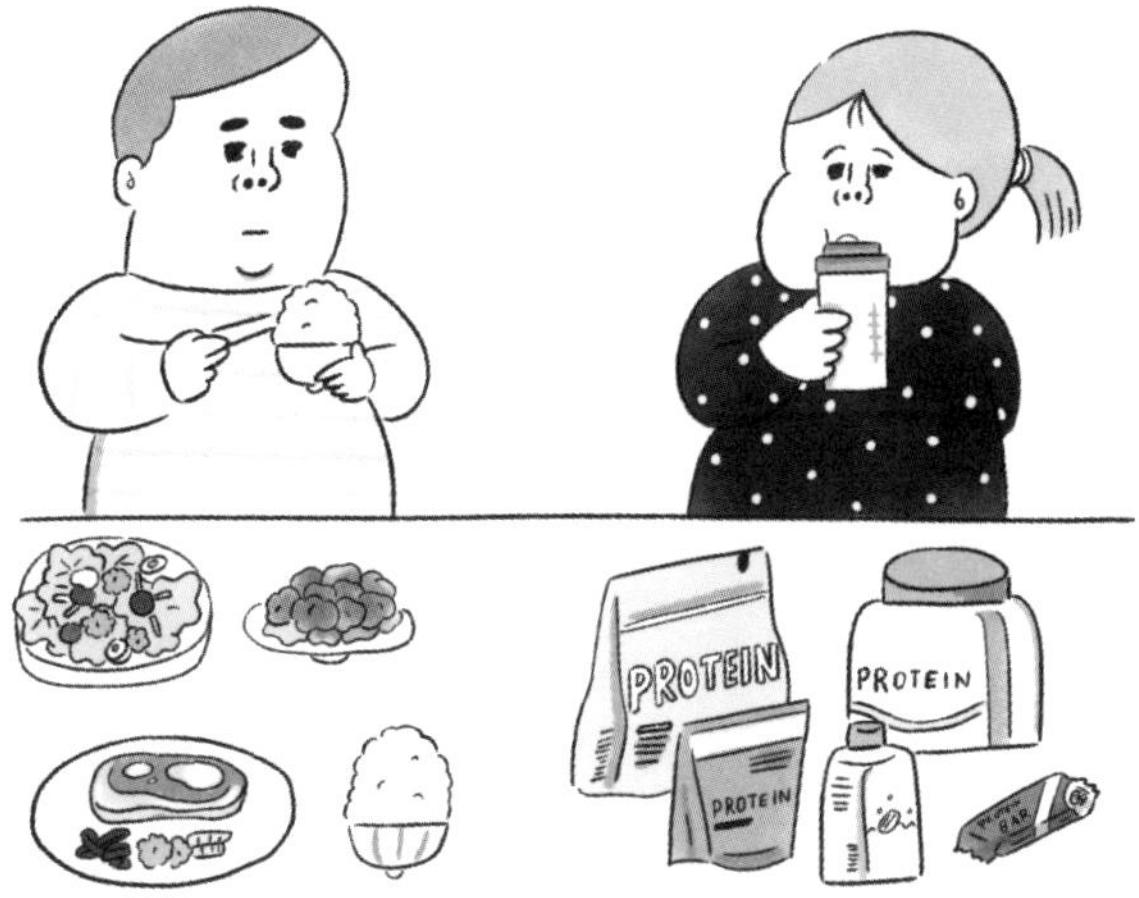

「量の食べ過ぎ」
「偏った食べ物の食べ過ぎ」

TOPIC

04

そもそも、人間のDNAは太りたがっている

人間の歴史は、飢餓の歴史です。現代は飽食の時代などと言われますが、人類の長い歴史から見たら、圧倒的に飢餓の時代が長く、飽食はつい最近のこと。

我々の先祖は、食べ物が手に入ったときに体に脂肪を蓄え、食べ物が少ないときには体に蓄えた脂肪をエネルギーに変えて生き延びてきました。

そのため、基本的に人間の体は、**食べたものから得たエネルギーを体に蓄えようと働く**のです。

この基本原則は変わらないままなのに、人間の食べるものだけがこの数十年間で大きく変化しています。太古の昔にはなかった人工的な添加物の登場によって、食べ物の味は変化し、

長期保存もできるようになりました。自分で狩りをしたり田畑を耕したりしなくても、お店へ行けば食べ物がズラリと並んでいます。

好きなときに、好きなものが食べられる。こんなに幸せなことはありませんが、好き放題に食べていたら、やっぱり太りますよね。

自分を取り巻く環境を変えることはできませんが、考え方を変えることなら今すぐできます。

今の時代を生きる私たちに求められているのは、考えて食べること。

具体的に言うと、**食べ物から得たエネルギーの収支がゼロになるようにして、太らないようにすること**です。

ただ、そうは言っても、仕事や付き合いなどもあるし、３６５日同じように食事をすることは難しいはず。

だから、**1日で食べたものの帳尻を合わせようとするのではなく、1週間単位で考える。**

そんな発想から生まれたのが、週1夜断食の前身である『月曜断食』です。そしてこの週1夜断食にもその思想は引き継がれています。

TOPIC 05

痩せないのは「意志が弱い」から？

「私、何をやってもなかなか続かないんです……」

そう悩まれ、相談に来る方が多くいます。そんな方によく、僕がお伝えしているのは、**「意志は弱いけど、仕組みは強い」**ということ。

たとえば、健康のために栄養バランスの整った食事をしようと決意しても、なかなかうまくはいかないですよね。普通に生活しているだけでも、いただきもののスイーツの賞味期限が迫っているとか、断れない食事の誘いもありますし、単純に忙しい1日を乗り切ったから、どうしても今日はこれが食べたいという強い欲求だったり、これくらいはいいだろうという甘えだったり……。

さまざまなことが起こる日々の中で、意志の力でなんとかしようと思う方が難しいのです。また、それができなかったときに「もういいや」となってしまいがちなのも問題です。「自分はどうせ痩せられない」「また挫折した」というネガティブな感情を抱いてしまったのをきっかけに、以前の食生活に戻るならまだしも、以前よりもさらに食生活が乱れてしまうというケースも少なくありません。

では、「意志が弱い」ことに打ち勝つにはどうしたらいいのか。それは、

「強い仕組み」を味方につけること

です。

週1夜断食は、1週間を1サイクルとした仕組みの中で食事を組み立てています。1週間1サイクルのメリットは、自由度が高いところです。食事の誘いがあってどうしても月曜日に夜断食ができないとなったら、火曜日にスライドさせればＯＫ。良食日に甘いものが食べ

たくなっても「あと数日、美食日になれば好きなものが食べられる」という心の余裕があると、案外、甘いものへの欲求を簡単に手懐けることができるものです。

極端な話、今週はぜんぜんダメだった。夜断食もできなかったし、良食日に外食が続いたし、甘いものもけっこう食べちゃった……など、意志の力だとここでやめてしまう人が続出するところですが、１週間１サイクルだからこそ**「よし、来週から仕切り直しだ」と気持ちを切り替えて、ダメダメな１週間をリセット**することができます。

まとめ

痩せないのは「意志が弱い」から？

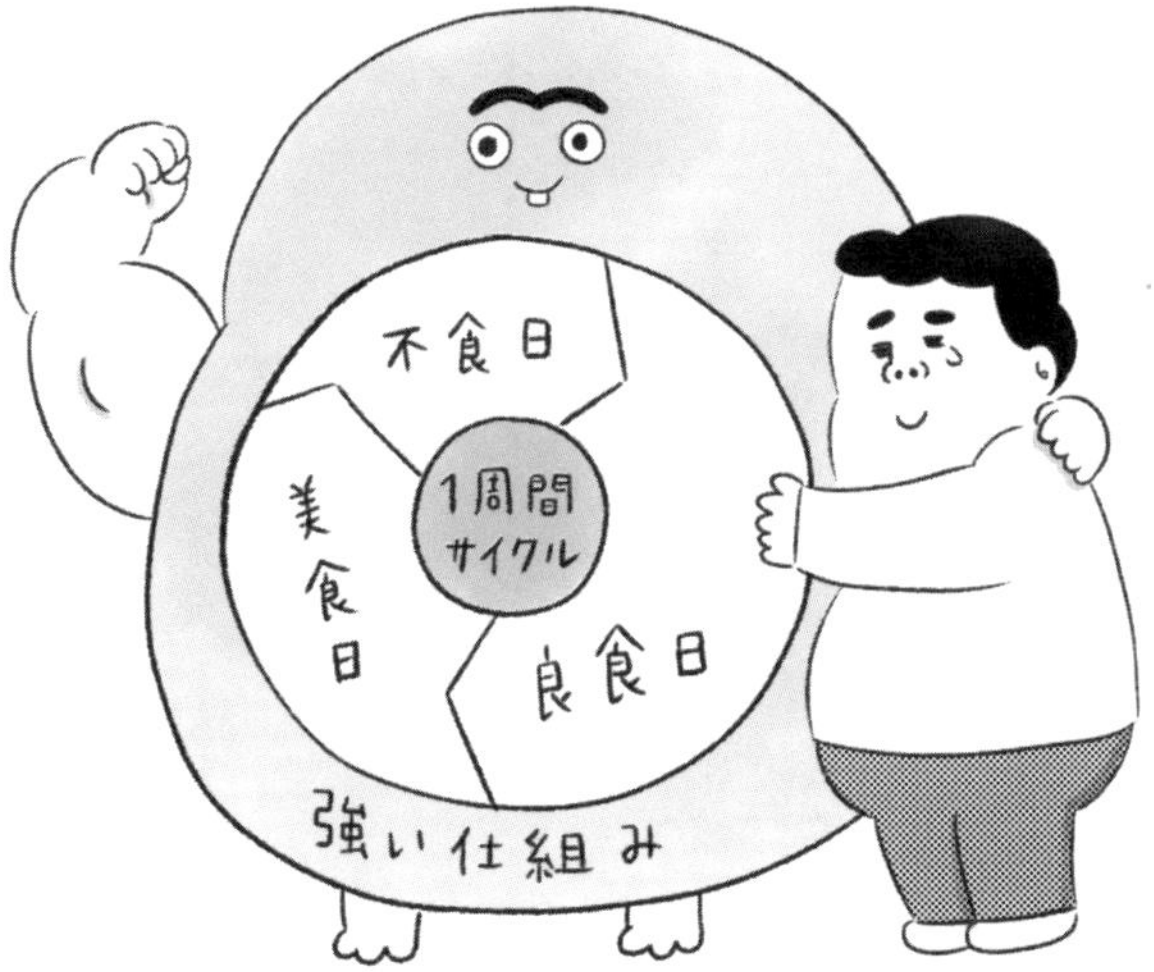

みんな意志は弱い
だから
「強い仕組み」を味方につけよう！

TOPIC

06 食べ過ぎで胃腸が倉庫化している!?

「1食につき、自分の適正量ってどれくらいなの？」

そんな疑問が浮かんだかもしれません。

本来、**胃の大きさは握りこぶし2つ分**くらいしかありません。でも、普通に売られているお弁当もレストランの一人前も、こぶし2つ分以上はありますよね。それらをペロリと平らげることができるのは、胃が伸び縮みする臓器だからです。こぶし2つ分を超える食べ物が入ってきたときは、最大で2リットルが入る大きさくらいまで胃は膨らむことができます。

毎食のようにたくさんの量を食べている人は、**胃を大きくするトレーニングをしているの**

と同じこと。食事のたびに胃は引き伸ばされ、どんどん伸びがよくなっていき、より多くの食べ物を収納できるし、食べても満足できなくなっていってしまうのです。

「私、たくさん食べないと満足できない人なんです」

という方がいますが、たくさん食べないと満足できない自分を生み出したのは、毎食のようにたくさん食べた自分自身なのです。

以前、大食いを仕事にしている方の鍼灸治療を担当していたことがありますが、やはり、ある程度の量を毎日食べ続けていないと、テレビ番組で食べるような量を完食するのは難しいと言っていました。裏返せば、胃の大きさは毎日の習慣によって変えられるということです。

ここでひとつ質問です。**最近、自分のお腹が、グゥ〜と鳴る音を聞きましたか？**

お腹が鳴るのは空腹のせいではなく、胃に残った食べ物の細かいカスなどを押し出すために胃が収縮するからとも言われています。胃のなかをキレイにして、次の食べ物が入ってくる準備をしているというわけです。

最近、お腹が鳴っているのを聞いていないという人は、胃のなかが空っぽになるタイミングがないともいえます。すると、胃のなかには常に食べ物がある状態となり、いわば、食料倉庫のようになってしまっているのです。

胃は、食べ物が入ってくると胃液や消化酵素が分泌されて、食べたものを消化します。消化されてドロドロのお粥状になると小腸へと送られるわけですが、風船のように膨らむことのできる胃とは違い小腸の管はそこまで大きくはないので、胃で消化されたものはちょっとずつ時間をかけて小腸へと運ばれます。

大量に食べれば、その分、胃のなかに食べた物が残る時間も長くなります。お腹がグゥ〜と鳴る暇もなく次の食事が送り込まれてくれば、さらに胃には食べた物が溜まっていき、**食料倉庫のように常に消化された食べ物が残っている状態**になってしまうのです。

胃という名の食糧倉庫は、24時間ほぼ休みなく働かされるブラック企業のようなもの。いずれ体を壊してしまうことでしょう。

ご存知のように、胃と腸は消化管というひとつの管でつながっていますから、胃が食糧倉庫になって詰まれば、消化された食べ物が絶え間なく送られてくる腸も次第に詰まってきて、こちらも食糧倉庫化していきます。

ホースの内側に泥がついていたら水の流れが悪くなるように、胃や腸に食べ物が常に詰まっている状態では胃や腸も本来の力を十分に発揮することができなくなり、消化・吸収能力はどんどん落ちていきます。

1番目の食糧倉庫が「胃」、2番目の食糧倉庫が「腸」、そして、この2つの倉庫もいっぱいになってしまうと、3番目の食糧倉庫「脂肪」を増やすことになります。

後ほど詳しく触れていきますが、体に溜まった脂肪は健康をおびやかす存在になります。

だからこそ、メタボリックシンドロームや生活習慣病などと診断されると、医者は**「体重を落としてね」というわけですが、正確には「脂肪を落としてね」といっている**のです。

脂肪を落とすためには、詰まった胃腸の流れをよくして、体にもともと備わっている消化吸収システムがきちんと働くようにしなければなりません。週1夜断食で食糧倉庫化した胃腸を空にしてあげることが、消化吸収システムのメンテナンスとなります。

まとめ

食べ過ぎで胃腸が倉庫化している!?

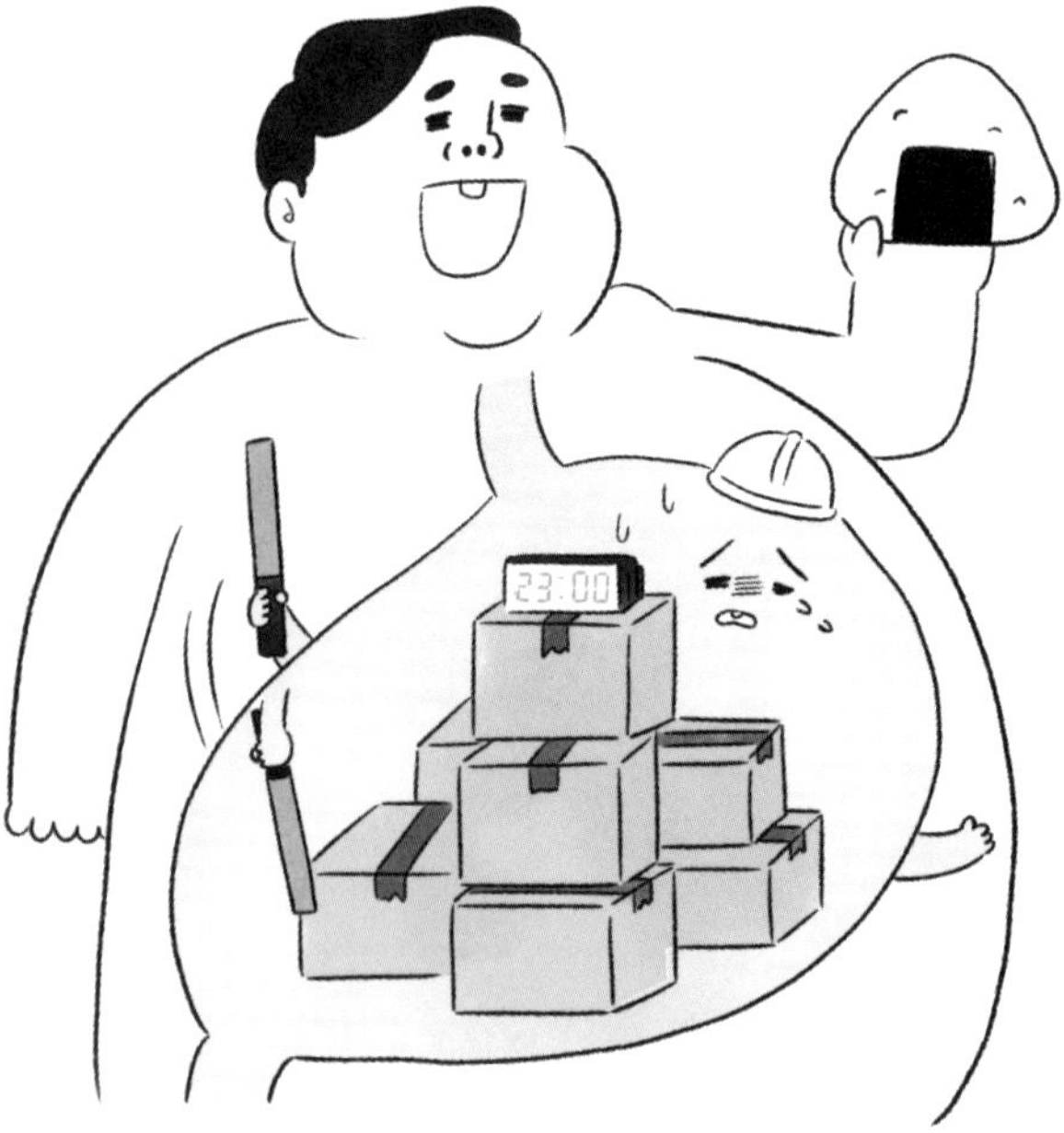

胃を空にして
メンテナンスする

TOPIC 07

食欲が我慢できないのは デブ舌になっているから

「おいしいものには目がないし、我慢したくないんです」

年齢を重ねても、食事をおいしく食べられることはとても素敵なことですし、自分の口から栄養を摂取できることは、健康長寿の観点からも大切なことであるのは間違いありません。

しかし、先ほども述べたように、人は食べたもので不健康にもなってしまいます。たとえば、太っている人にありがちな食の傾向として、**摂取する栄養素が糖質や脂質が多いものに極端に偏っていて、それらを代謝するのに必要なビタミン類が足りていない**ということが挙げられます。量はしっかり食べているのに必要な栄養素が不足し、ある種、栄養不足のような状態に陥ってしまっているのです。

患者さんのお話を聞いていると、肥満で悩む人の多くが、丼ものやカレーライス、パスタ、ラーメンなど、炭水化物をメインとした単品メニューを好む傾向があると感じています。

こういった食事の問題点は、摂取する栄養素が糖質と脂質に偏ってしまうことと、得てして高カロリーになりがちな点です。栄養素が偏ると代謝に必要な栄養が不足して太りやすくなってしまいますし、摂取カロリーが消費カロリーを上回れば、当然ですが太ります。

肥満はメタボリックシンドロームや生活習慣病を招く最大の要因ですから、この問題を見過ごすわけにはいきません。

ただ、誤解しないでいただきたいのは、こういったものを食べるのが悪いわけではなく、問題なのはその頻度。週末にご褒美として食べるくらいなら、摂取した分のエネルギーを余らせることはほとんどないと思いますが、平日に3回も4回も食べているようだと食べた分のエネルギーを使い切ることができず、じわじわと体重は増えていってしまうでしょう。

「そんなこと、頭ではわかっているけど、食べたくなっちゃうんです」

ここまで読んで、そんな感想を持たれた方もいるのではないでしょうか。ちょっと厳しい言い方にはなってしまいますが、その言い訳をしてしまう時点で、デブ舌になってしまっている可能性は高いです。

デブ舌というのは、**味の濃い食べ物やこってりした食べ物こそがいちばんおいしいと感じてしまう味覚**のこと。デブ舌の持ち主になってしまうと、素材を活かした料理や出汁を効かせたような薄味のおかずでは満足ができず、砂糖や塩、ケチャップ、マヨネーズなどの調味料をがっつり使った甘辛こってり味に魅力を感じるようになってしまうのです。

だから、頭では野菜系メニューなどがいいとわかっていても、味を感じる舌や脳が拒否してしまい選べないのです。栄養の偏りを正そうと思ってどれだけ心に強く誓っても、問題の根っこは意思ではなく味覚にあるので、いつまで経っても「わかっちゃいるけどやめられない」状態が続いてしまいます。

「どうやったらデブ舌じゃなくなりますか？」

その答えもやはり、断食なのです。

1日3食、人によっては午前や午後のおやつ、食後のデザートなどもあるでしょう。絶えず何かを口に入れている生活では、味覚をリセットする暇がありません。

断食によって**胃腸だけではなく、舌の感覚もリセットする時間を持つ**ことで、味覚は正常化されていきます。

舌の味を感じる味蕾《みらい》の細胞は、10日〜2週間程度で生まれ変わると言われています。そして嬉しいことに、週1夜断食の変化として、真っ先に気づきやすいのが、何を隠そう味覚の変化。**10日を待たずとも、早い人なら夜断食をした翌朝から味覚の変化**に気づきます。

一定の空腹時間をとった後の食事では、味覚が敏感になっていて、いつもと同じ味付けを濃く感じたり、甘ったるく感じます。するとそれが「いつもこんなに甘いものを食べていたのか」という気づきになり、食生活が変化するよいきっかけにもなっていきます。

週1夜断食を続けるうちに、甘辛こってり味を欲しない自分に自然と変わっていくので、食べたいものを我慢するというストレスもかかりませんし、体が必要な栄養素をたっぷり含むヘルシーな料理がおいしいと感じるようになります。

まとめ

食欲が我慢できないのは
デブ舌になっているから

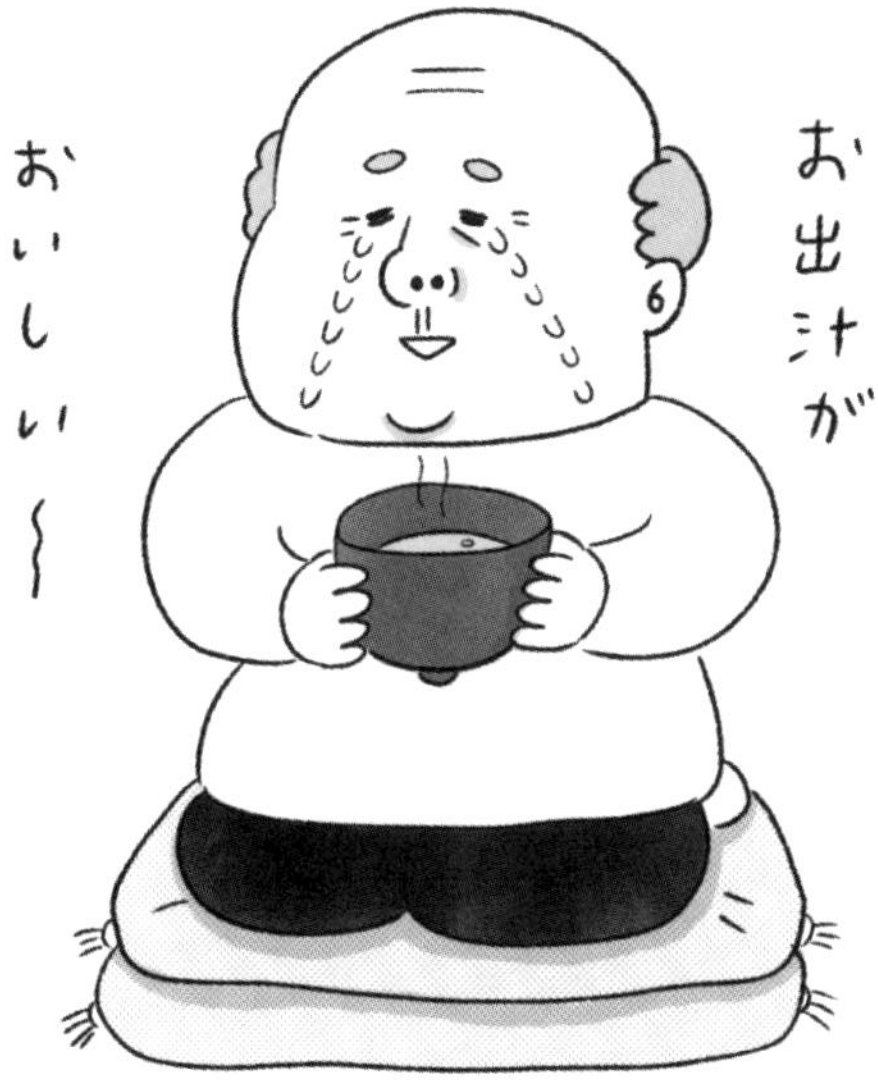

舌の感覚をリセットしよう

TOPIC 08

「食べるべき＆ストレス発散」の沼から抜け出せない

「最近、疲れが抜けないです」
「遠出をすると翌日は寝込んでしまいます」

そういった声をよく聞きます。実際、何かのアンケートで、40代以上のお悩みの1位は「疲れやすさ」であるというのをみたことがあります。

皆さんは、ぐったり疲れてしまったとき、どのように体力を回復させているでしょうか？

僕が患者さんと接している感覚からいくと、

「たくさん食べて元気になるべき」という過食タイプと「疲れたときにこそ、甘いものを食べるべき」という糖質摂取タイプ

に大きく分かれるように思います。

体がだるくてベッドから抜け出すのも億劫なのに、食事の時間がくればちゃんと食べるし、なんならおやつも食べちゃう。その行動が疲れを助長させているのかもしれません。

疲れたときにどうするべきか。それは、自然界に暮らす動物たちが教えてくれています。

動物たちはケガをしたり体力を回復させたいときには、食べることは後回しにして、とにかく休息をとってその場にじっとしています。

食べるという行為は、実は、とてもエネルギーを使います。食べ物を口にすると消化のために全身の血液の多くが胃に集まります。すると、疲労を取るための修復機能は後回しになってしまい、結果、疲れも抜けないという悪循環になるのです。

食べるものの質を上げて量を見直すことは、胃腸を休めるだけじゃなく肝臓や腎臓などの負担を減らすことにもつながり、さらに体全体の元気を底上げしてくれるのです。

また、

「ストレスが溜まると甘いものを欲しちゃうんです！」

と言う方も同じです。

強いストレスを感じたときに、砂糖入りのカフェオレを飲みたくなったり、シュークリームに手が伸びてしまったり、猛烈に甘いものがほしくなることがありますが、これは、甘いものを食べることによって脳から幸せホルモンのドーパミンが分泌されるためです。

だから、「食べちゃダメ」と自分に強いストレスをかけ続けると、その反動で甘いものへの強い欲求がムクムクと湧き上がってきてしまうのです。

毎日、強いストレスを抱えていると甘いものへの欲求を断つことが難しくなり、糖質の過剰摂取が続けば糖尿病のリスクが高まります。

また、強いストレスを感じると自律神経の交感神経が過度に働き、これによって血管が収縮するので血圧が上昇します。

収縮していた血管が元に戻るときに活性酸素が発生しますが、活性酸素は血管を傷つけたり、細胞の老化を促進したりして、体を傷つけてしまうことがあります。

ストレスを感じると副腎から抗ストレスホルモンのコルチゾールが分泌されますが、これが血糖値を高い状態に保つ働きをします。

ストレスは精神的なイライラや不安感を募らせるだけではなく、病気を引き寄せてしまうことにもなるのです。

ですから、週1夜断食を考案するときにも、いかにストレスを溜めずに続けられるかを考え抜きました。

週1夜断食は、食べてはいけない方式のダイエットではありません。土日の美食日には好きなもの、食べたいものを食べられます。これが、夜断食当日や良食日を頑張ろうというモチベーションにもなるのです。

まとめ

「食べるべき＆ストレス発散」の
沼から抜け出せない

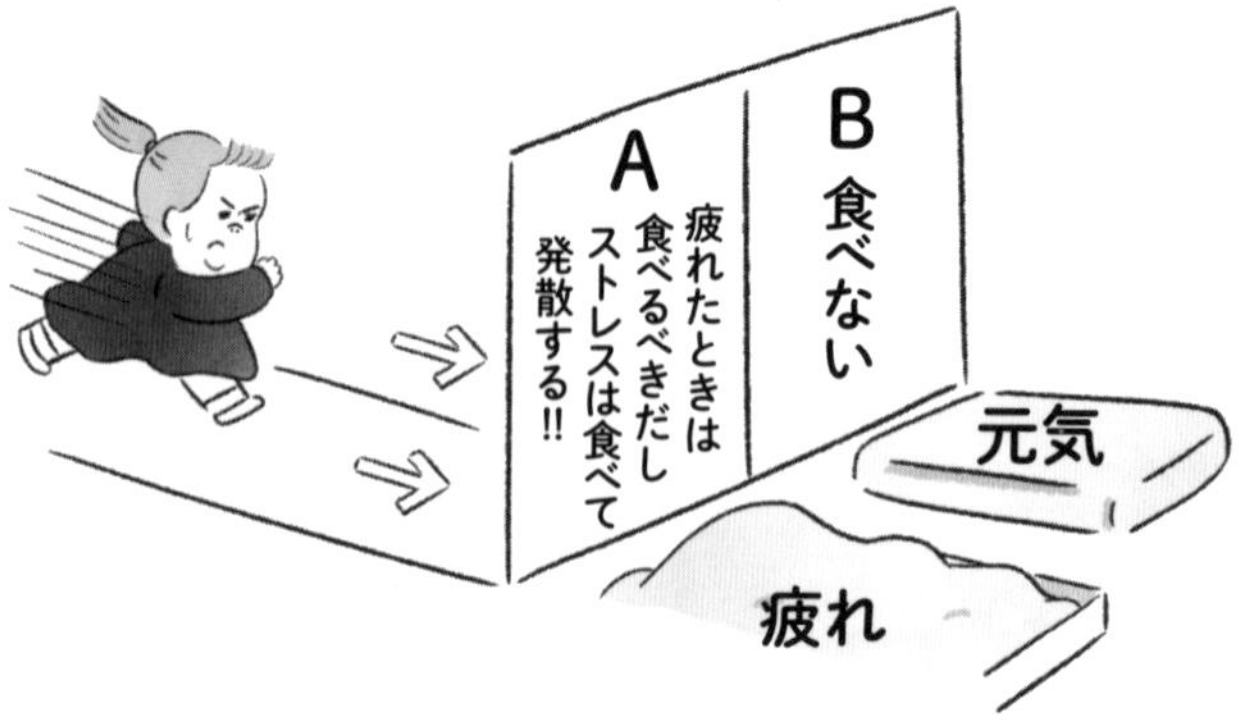

食べないことが
ストレス発散につながります

第2章

内臓脂肪がさまざまな健康被害を引き起こす

09 TOPIC

太っている人は病気になりやすい？

より多くの方が安心して断食に取り組めるようにしたい。僕がこの思いを強く持っている理由の一つに、**一人でも多くの人が健康長寿をまっとうできる世の中にしたい**、という気持ちがあります。

日本は長寿国だと言われますが、厚生労働省が２０１９年に行った調査によると、平均寿命と健康寿命の間には、男性でおよそ9年、女性でおよそ12年の開きがあります。

健康寿命というのは、「**健康上の問題で日常生活が制限されることなく生活できる期間**」と定義されており、平たく言えば、自分で身の回りのことができて問題なく日常生活が送れる期間ということ。

つまり、**人生の最後の9〜12年は体の自由がきかずに外出や行動が制限されたり、人によっては寝たきりのまま人生を終えることも少なくない**ということです。

遺伝や体質によって病気を発症したり、自分ではどうにもできない事柄が起きたりなど、生きていれば避けて通れないことは当然あります。でも、せっかくいま、動ける体を維持できているのであれば、人生の最後までその状態を継続して健康長寿を目指したいという思いは、きっと誰もに共通するところでしょう。

では、そのために何をすべきかを考えたとき、とても重要になってくるのが適正体重を保つことだと思います。

なぜなら、肥満は健康長寿の大敵であるメタボや生活習慣病のリスクを高める最大の要因だからです。

「なぜ、メタボや生活習慣病にならない方がいいんですか？」

それは、メタボや生活習慣病と診断されると、死に至る病へと進行する可能性が高まるからです。

メタボも生活習慣病もどちらも出発点は、食べ過ぎ、飲み過ぎ、偏った食事などの食習慣です。そこにプラスして、ストレスの多い日常や生まれつきの遺伝要因が重なると、より健康管理が重要になることは言うまでもありません。

食習慣の乱れが、肥満、高血圧、高血糖、脂質異常を招き、そこで食習慣を見直すなどの対策を取らないままでいると、それらの病気が進行し、脳卒中や心臓病、がんを発症するリスクが高まり、糖尿病の合併症によって失明したり、腎機能が低下して人工透析を受けることになる人もいます。

厚生労働省の「人口動態統計（２０２１年）」によると、日本人の死因1位はがん、2位は心臓病などの心疾患（高血圧性を除く）、4位は脳卒中などの脳血管疾患、8位は腎不全です。

少し怖い言い回しにはなってしまいますが、**たかが肥満と思っていると、そこから始まった小さな不調がやがて死に直結する病へと進行してしまう可能性がある**ということを、しっかり認識しなければなりません。

高齢の方は特に、手術などで入院すると体力が低下してしまい、その後の生活に大きく影響してしまうケースも多いようです。また、通院、服薬、投薬治療などで体への負担が大きいのはもちろん、時間もお金も費やすことになってしまうのです。

週1夜断食は、適正な体重へと体をコントロールしながら、同時に、体質や味覚も元の状態へ戻していけることから、その後の人生でも極端に太ることを避けられるようになります。

まとめ

太っている人は病気になりやすい？

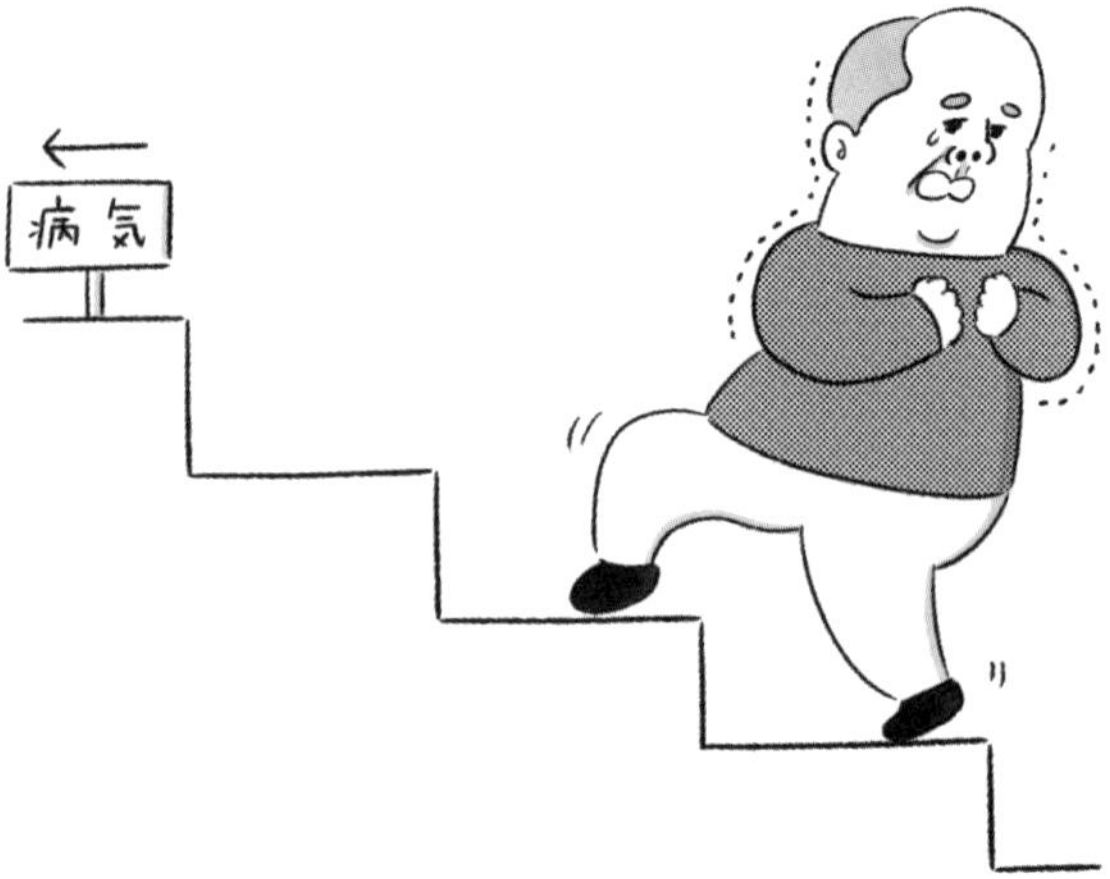

ちょっとずつ病気への階段を
登っています

TOPIC 10

肥満から肥満症になる前に、手を打とう

さて、今の自分の体が、いったいどのような状況にあるのか。正しく知ることが、生活改善の第一歩となります。

肥満度を測るものさしとしてよく知られている指標に、ＢＭＩがあります。

ＢＭＩ＝体重kg÷（身長m×身長m）

ＢＭＩ25以上で肥満、35以上になると高度肥満と呼ばれます。ただ、身長と体重から導き出した数字であるため、同じ身長と体重で筋肉質な人もいればぽっちゃり体型の人もいる、

ということが起こります。なので体の中に占める脂肪の割合がどれくらいであるのかを数字で表した、体脂肪率で見ていく必要があります。

「家庭用の体重計（体組成計）では正確な体脂肪率は測れないと聞きました」

そうおっしゃる方もいると思いますが、長期的に体の変化を見ていくという点では、家庭用の体組成計でも十分役割を果たしてくれます。

ポイントは、ほぼ決まった時間と条件で測ること。朝、起きてトイレを済ませてから測る。夜、お風呂上がりに測る。自分なりのルールを作って継続して測ることで、体脂肪率の変化を追っていくことができます。

体脂肪率では、男性で20％以上、女性で30％以上になると肥満と判断します。

ちなみに、肥満と肥満症の違いをご存知でしょうか。

ＢＭＩ25以上で左の11項目のうちどれか１つでも当てはまると「肥満症」と呼ばれる病気になります。

　また、ＢＭＩが25未満でも、腹囲が男性85㎝以上、女性90㎝以上を超えており、血圧、血糖値、血清脂質値（中性脂肪やコレステロールなどの血液中に含まれる脂質）のうち2つ以上が基準値から外れると「メタボリックシンドローム」と診断されます。

　これらに該当する方は特に、体脂肪率にも目を向けて、体の中からしっかりととのえていく必要があるでしょう。

肥満
BMI ≧ 25

肥満症
BMI ≧ 25

＋

どれか１つ以上当てはまる

1. 耐糖能障害（2型糖尿病・耐糖能異常など）
2. 脂質異常症　3. 高血圧
4. 高尿酸血症・通風
5. 冠動脈疾患：心筋梗塞・狭心症
6. 脳梗塞：脳血栓症・一過性脳虚血発作（TIA）
7. 脂肪肝（非アルコール性脂肪性肝疾患／NAFLD）
8. 月経異常、不妊
9. 睡眠時無呼吸症候群（SAS）・肥満低換気症候群
10. 運動器疾患：変形性関節症（膝、股関節）・変形性脊髄症、手指の変形性関節症
11. 肥満関連腎臓病

メタボリックシンドローム
腹囲　男性：85cm以上／女性：90cm以上

＋

どれか2つ以上当てはまる

- 血圧：130/85㎜ Hg以上
- 空腹時血糖：110㎎/dℓ以上
- 中性脂肪：150㎎/dℓ以上かつ（または）HDLコレステロール：40㎎/dℓ未満

資料：一般社団法人　日本肥満学会HP

TOPIC

11 病気にならないためには内臓脂肪をやっつける！

肥満は病気を引き寄せる最大の要因ですが、肥満を解消することで各種数値が正常になることは、実際の患者さんからご提供いただいた14ページのデータを見れば一目瞭然です。内臓脂肪は、その名の通り胃や腸などの内臓のまわりを中心としてつく脂肪で、増えすぎた内臓脂肪からは悪玉アディポサイトカインと呼ばれるホルモンが分泌されます。悪玉アディポサイトカインが関連する病気には、動脈硬化、高血圧、糖尿病、脂質異常症（高脂血症）などがありますが、まさに、メタボや生活習慣病と呼ばれる病気ばかりですよね。まずは、これらの病気について正しく知っておくことから始めましょう。

動脈硬化

動脈硬化とは、端的に言うと**血管の老化**です。

そもそも血管は、しなやかで薄く、柔軟性に富んでいるのが本来のあるべき姿。しかし、加齢とともに少しずつ柔軟性が失われて硬くなっていきます。これが、通常の老化です。動脈硬化は、**加齢による老化の範囲を超えて、動脈が硬く厚くなった状態**を指します。

血管が硬くなると心臓から送られた血液の流れが悪くなって詰まりやすくなり、代謝は低下し、心臓にかかる負担も増えます。

日本人の死因第2位の心臓病、4位の脳卒中は、どちらも動脈硬化が原因で引き起こされます。心臓病や脳卒中などの脳心血管疾患は死に至る病であり、命を落とさずにすんだ方でも後遺症が残り、以前のような日常生活を送れなくなるケースが多いのが現実です。

動脈硬化は、50歳までは男性の罹患率が高いのですが、55歳以降から男女差がほぼなくなってきます。これには血管をしなやかに保つ働きのある女性ホルモンが関係していて、閉経によって**女性ホルモンの働きが低下すると、女性でも血管の老化が進んでしまいます。**

動脈硬化の引き金となるリスク要因が、高血圧、高血糖、脂質異常。もし、病院でこれらを指摘されたり、まだその一歩手前の予備軍であったりする場合でも、今すぐ手を打つことで10年先の健康に大きな差が出ます。

高血圧

高血圧は、平たく言えば、**血管に強い圧力をかけ続けている状態**です。通常より強い圧力を受け止め続けた結果、血管壁は硬くなっていき、やがて動脈硬化へと進行する可能性があります。

高血圧は日本人にもっとも多い疾患で、患者数は４３００万人を超えると言われています。その人数は40代からじわじわと増え始め、50代で急増します。

40代以降に高血圧が増えるのは、それまでの喫煙習慣やストレスなども関係しますが、やはり、肥満による**体重の増加が大きな要因**です。

肥満によって高血圧になる理由はいろいろあります。

まず、体についた脂肪によって血管が圧迫され、全身に血液を巡らせるために心臓に大きな負荷がかかることで血圧が上がるということが考えられます。血中の脂質（コレステロールや中性脂肪）が多い場合では、その圧迫された細い血管にドロドロの血液を流そうとするため、心臓への負担はより大きくなるはずです。

次に、肥満の方は、味つけの濃い食事を好む傾向にあります。すると**塩分の摂りすぎになり、血液中のナトリウムを薄めようとする働きで血管内に水分が増え、血液量が増すことで血管に負担がかかり、血圧が上がる**ということが考えられます。高血圧の人が減塩を勧められるのは、これが理由です。

ほかにも、内臓脂肪から分泌される炎症性の物質により血管壁がダメージを受けたり、ドロドロの血液によってプラークと呼ばれるこぶができて血管を詰まらせて血流を悪くしたりなど、さまざまな要因があります。

血管壁にプラークができてしまうと、最悪の場合は心筋梗塞や脳卒中などの深刻な病を引き起こす原因にもなります。

週1夜断食で内臓脂肪を落としながら、味覚をリセットできれば、ストレスからくる過食、味つけの濃い料理などから卒業でき、高血圧のリスクを大幅に減らすことができます。

高血糖

血糖とは、**血液中に含まれるブドウ糖のこと**で、その量を表したのが「血糖値」。その血糖値の濃度が高いことを高血糖といいます。

高血糖の主な原因は、遺伝的な要因を除けば、**肥満、食べ過ぎ、運動不足、ストレスなどの生活習慣によるもの**。これらの生活習慣が誘因となり、血糖をコントロールするインスリンの分泌量の低下、あるいは、インスリンの効きが悪くなる（インスリン抵抗性）などにより高血糖の状態が続き、やがて糖尿病を発症します。

糖尿病でよく耳にするのは合併症の怖さでしょう。「糖尿病網膜症」「糖尿病腎症」「糖尿病神経障害」が糖尿病の三大合併症です。

網膜症では失明、腎症では人工透析、神経障害による足の壊疽《えそ》では切断などの深刻な事態を招きます。

これらの合併症は、高血糖が続いたことによる全身の血管障害、特に毛細血管の障害が進行したことで引き起こされるもの。糖質は体のエネルギー源として大切な栄養素ですが、高血糖の状態では毒にもなり、血管の内側を覆っている血管内皮細胞にダメージを与え、その働きを弱めてしまいます。血管内皮細胞の働きが落ちると、動脈硬化、脂質異常、高血圧など生活習慣病のリスクも高くなり、その状態を放置していれば深刻な合併症へと進行していきます。

糖尿病網膜症で失明する人は年間約３０００人、糖尿病腎症は糖尿病患者の約３分の１が発症するとされ、全透析患者のうち40％近くが糖尿病の合併症によって発症した人だというデータもあります。

また、糖尿病の人は、**健康な人と比べてアルツハイマー型認知症になる確率が高くなる**という研究結果もあります。

糖尿病だけでなく、その合併症や認知症。いずれも自分の人生と無縁であってほしいと誰もが望むところでしょう。このような深刻な事態になる前に、健康を自分の管理下に置いておけるようにしたいものです。

脂質異常症

中性脂肪、ＬＤＬコレステロール、ＨＤＬコレステロール、この3つのうちのいずれかが基準値を外れると「脂質異常症」と診断され、動脈硬化のリスクになります。

そもそもコレステロールは、全身の細胞の細胞膜や消化吸収に欠かせない胆汁酸、ホルモンのもととなる物質で、体にとって欠かせないものです。

しかし、よく知られているように、コレステロールには悪玉と善玉と呼ばれるものがあり、悪玉コレステロールが増えすぎたり、善玉コレステロールが少なすぎたりすると、血管に障害が起こりやすくなり、動脈硬化などを引き起こす原因となるのです。

また、中性脂肪が多いと悪玉コレステロールも増えやすくなるという悪循環が生まれます。

脂質異常症の主な原因は、**偏った食事内容**にあり、動物性脂肪やコレステロールの多い食材ばかりを好んで食べたりしていると、血管内の脂質が増えてしまい脂質異常症を引き起こしてしまいます。

意志の力だけで食生活を改善するのは至難の業。週1夜断食で体質からしっかり変えて、自然と食べたくなる食材から変えていきましょう。

動脈硬化を進行させる要因のひとつで、コロナ禍で増えたと言われているのが脂肪肝です。**肝臓にたっぷりと脂肪がついている、いわゆるフォアグラの状態**で、かつてはお酒好きな人や肥満の人の病気だと言われたりもしましたが、最近では標準体重の人でも脂肪肝になる可能性が指摘されています。男性の40%は脂肪肝である、成人の3人に1人は脂肪肝である、などとも言われてはいますが、日常生活を送る上で目立った症状が出にくいことから、**自覚している人が少ない**のが問題です。

食事から摂った糖質や脂質は、体内でブドウ糖や脂肪酸となりエネルギーとして使われます。そして、エネルギーとして使いきれなかった分は、中性脂肪として肝臓に蓄えられます。この脂肪がどんどん溜まって、肝細胞の30%以上が脂肪化すると脂肪肝の診断となります。

かつて、脂肪肝がお酒好きの人がなる病気と言われたゆえんは、アルコールが分解されるときに中性脂肪の合成が促進され、肝臓に蓄積されやすくなるためです。

しかし、日本人の**脂肪肝の原因は、お酒の飲み過ぎよりも食べ過ぎが原因である**ことが近年になってわかってきています。

食事が原因の「非アルコール性脂肪性肝疾患（NAFLD／ナッフルディー）」のうち2～3割が炎症を伴う「非アルコール性脂肪肝炎（NASH／ナッシュ）」であると言われますが、これを放置すると肝硬変や肝臓がんへと進行する可能性がとても高くなります。

もし、脂肪肝を放置して肝硬変になると、肝細胞が炎症を起こして繊維化して硬くなり、肝臓の機能は半減してしまいます。**肝臓は体内の化学工場**と言われ、体内で担う役割は500種類にも上るという肝心要の器官。それゆえ、**肝硬変の10年生存率は約50％**とも言われ、想像以上に怖い病気です。

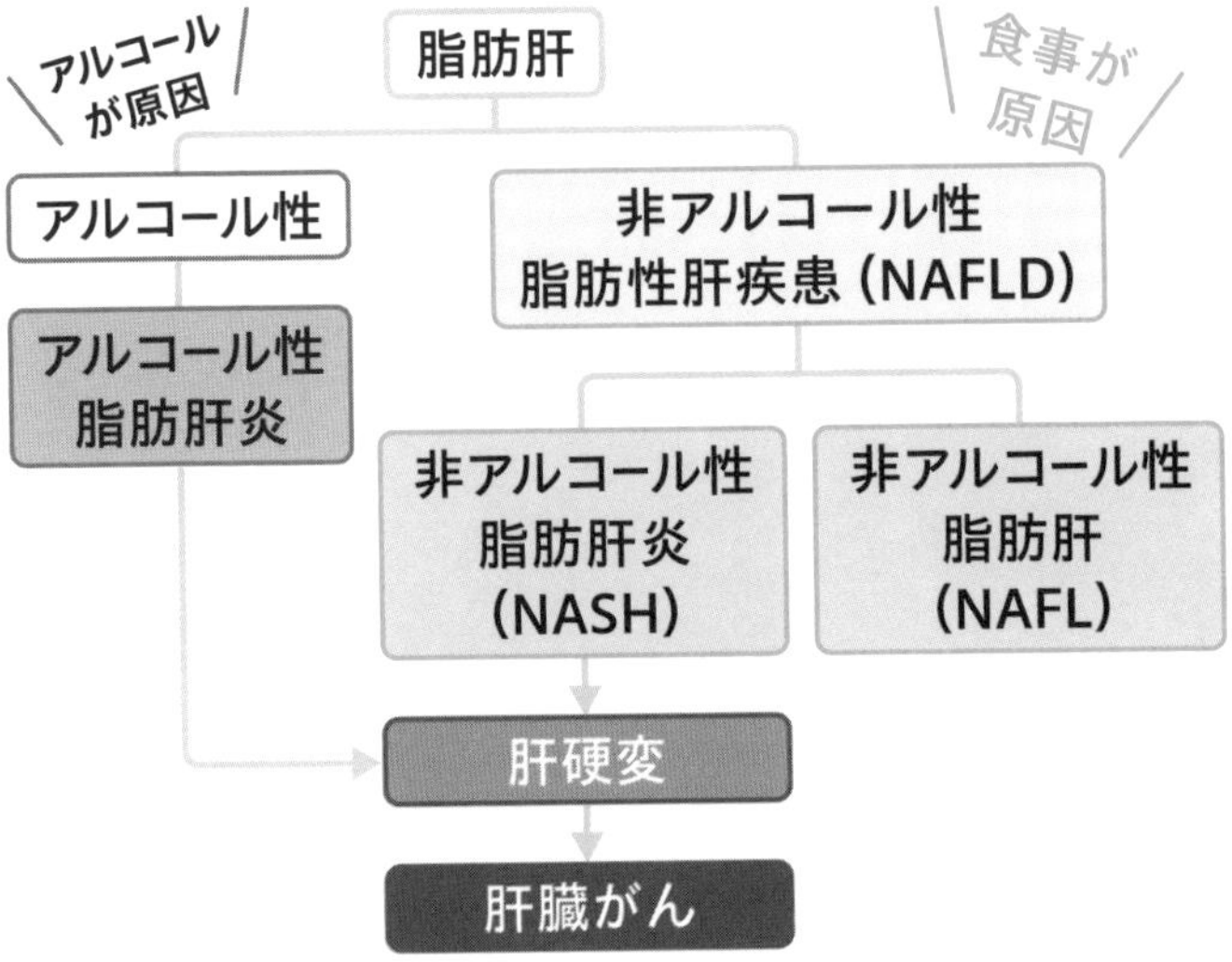

近年、注目されている疾患が「ＣＫＤ（慢性腎臓病）」です。ＣＫＤは病名ではなく、**腎機能が慢性的に低下している状態**の総称で、血液検査や尿検査で腎機能の低下や尿たんぱくなどが３カ月以上にわたって確認されると、ＣＫＤと診断されます。

ＣＫＤの誘因となるのは、**慢性糸球体腎炎、腎硬化症、糖尿病性腎症**など。

高血圧、糖尿病、脂質異常症などの生活習慣病は、ＣＫＤの発症リスクを高めるとともに、腎機能低下を加速させることがわかっています。

腎臓の疾患で怖いのは、その行き着く先が**慢性腎不全**であること。**腎機能が著しく低下すると、人工透析が避けられなくなります**。

人工透析は、機能しなくなった腎臓の代わりに人工腎臓のフィルターを介し、血液中の老廃物や余分な水分を取り除く医療行為です。１回の治療に４～５時間かかり、週に３回の通院というスタイルが一般的。

体にかかる負担もさることながら、自由な時間を奪われることになり、旅行へ行く際には旅行先で人工透析できる場所を確保しなければならないなど行動の制限もかかります。

通風

中年以降の男性に多い**通風も生活習慣病**です。通風の患者が増えたのは１９６０年代以降で、食生活や生活スタイルの変化によるところが大きいと言われていることからも、生活習慣との関連性が伺えます。

通風は圧倒的に男性の患者数が多い病気ですが、女性も閉経後に患者数が増えるといわれ、さらに近年では女性ホルモンの分泌量が低下している若い世代の女性患者も増えつつあるのだそうです。

通風＝プリン体を含む食材を食べてはいけないというイメージがありますが、プリン体には体に吸収されやすいものとされにくいものがあり、どの食材が尿酸値を上げやすいのか判断をするのは難しいとされています。

プリン体よりも重要とされるのが、体脂肪率です。尿酸値7mg／dℓを超えると、通風一歩手前の「高尿酸血症」と呼ばれる状態になりますが、内臓脂肪が増えると尿酸の生成が促進されやすくなると言われています。さらに、内臓脂肪から分泌される悪玉アディポサイトカインの作用によってインスリン抵抗性が上がると、尿酸が体外に排出されづらくもなってしまいます。そのため、尿酸値が高い状態が続くと、やがて通風になる可能性がとても高まります。

高尿酸結晶を長く放置していると、足の親指の付け根や手指の関節、肘、アキレス腱などにこぶができる「痛風結節」が生じ、関節を動かしにくくなるなど日常生活にも支障をきたしてしまいます。

また、尿酸値が高い状態を放置すると、腎臓に尿酸の結晶が溜まって腎機能が低下する「通風腎」へと至るケースも稀にあり、それが腎不全へと進行すると人工透析が避けられなくなります。

まとめ

病気にならないためには、
内臓脂肪をやっつける！

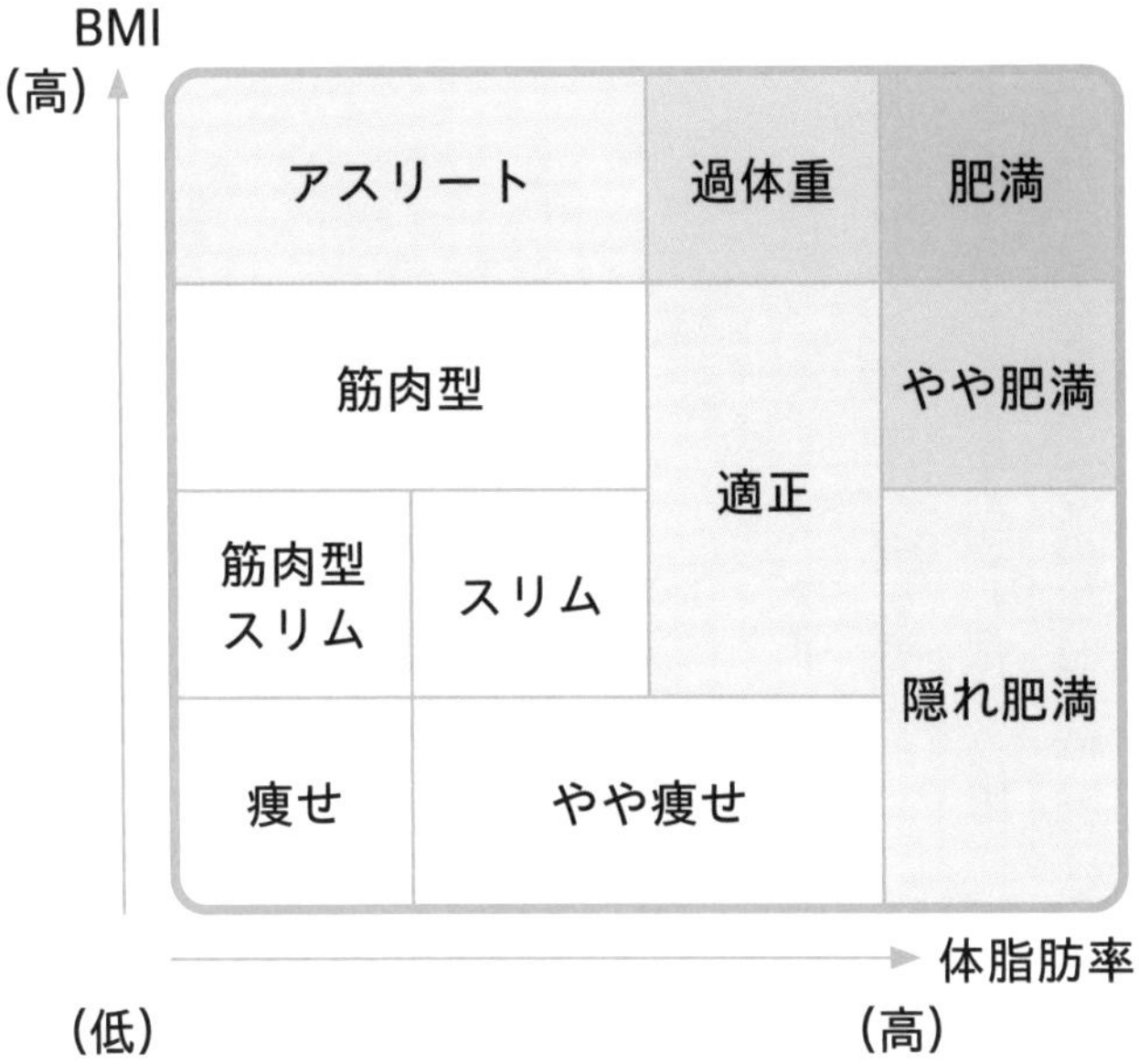

**ただ体重のみを減らす
ダイエットではなく
体脂肪を落とそう**

TOPIC 12

健康がいちばんの節約術

自分のこの先の人生を考えたとき、どんな姿がパッと頭に思い浮かんだでしょうか。ニコニコと笑顔で、家族や友人たちと談笑して、天気のいい日には近所を散歩して、たまには旅行にも行きたい。

好きなことを楽しめる未来のためには、健康と自由になる少しのお金もきっと必要でしょう。しかし、体に不調を抱えることは健康を奪うだけではなく、お金の面でも自分を苦しめます。定期的な通院や入院などが必要になれば、自由な時間も失われることになるのです。

２０１９年の統計では、ひとり当たりの生涯医療費は約２８００万円とも言われ、そのうち約半分が70歳以降にかかる費用だということです。健康な老後がいかに節約になるかがわかると思います。

国の医療費は、２０２１年度に過去最高となる44・2兆円を記録しました。前年度と比べても2兆円のアップ。**増えるばかりの日本の医療費を、僕はとても深刻に捉えています。**もっと予防医学に力を注げば医療費も抑えられて、国民の健康も守られるのでは……そう考えずにはいられませんが、国が方針転換するのをただ待っていては、健康寿命は伸びません。

国に頼る前に、自衛する。そのためには、健康を維持していくことでどういう未来を描けるのかを個人個人がよりリアルに感じることが重要ではないか。そんなふうにも考えます。

実際、定期的に通院するとなると、費用面の負担は避けられません。まず、通院には交通費がかかります。自宅近くのクリニックで診てもらっているうちはいいかもしれませんが、病状が深刻で大学病院など大きな病院にかかることになれば、より交通費はかかるでしょうし、体調の悪い日にはタクシー代が必要になるかもしれません。それに加えて当然ですが、受診料、薬代などもかかるようになりますし、場合によっては入院、手術などの費用がかかってくることもあるでしょう。

２０１２年のデータでいずれも3割負担の方を例にした試算ですが、糖尿病を患った場合、糖尿病予備軍や初期で食事や運動の指導だけの場合で年間4万3000円、食事や運動で効果が上がらず経口薬療法を受けた場合には年間9万円、さらに糖尿病が進んでインスリン注射や経口薬、血糖測定などをした場合は年間13万2000円が必要ということでした。

仮に50歳から30年間、経口薬による治療を続けた場合、健康を維持するために270万円を支払うことになります。インスリン注射を打つことになれば396万円ですが、糖尿病を発症して10～15年後には糖尿病性腎症を発症する確率が高くなり、そちらの通院や治療にもお金がかかります。腎不全となって透析治療を受けることになれば、月の負担額が1～2万円増加してさらに家計を圧迫します。

わかりやすくお金を例に出してお伝えをしてはいますが、**長年にわたる通院、服薬は自分の自由な時間も奪います**。

日本は国民皆保険制度で高額な医療費の負担が少ない国です。しかし、年々膨れ上がる医療費のおかげで保険料の負担割合が現行の1～3割が保証されるとは限りません。

一人一人が健康で居続けることは、日本全体にとっても必要なことなのです。

第3章

圧倒的に続けやすい！
週1夜断食のメリット

TOPIC 13

週1夜断食だからこそ、ラクして効果を上げられる

週1夜断食の前身となる『月曜断食』を上梓したのが2018年。鍼灸の専門知識と僕の師匠から中医学に基づいた断食の効用を学び、それを一般の方でも安全に取り組みやすくしたものが月曜断食でした。

当時に比べると断食への理解も深まってきたように思えますし、同時に、エビデンスも揃ってきました。ありがたいことに、月曜断食に取り組んだことで本来の自分らしさを取り戻し、その後も月曜断食のサポーターのように応援してくれる方もいて、その方たちにも協力していただいたりしながら、実際、どのような形が体にも心にも負担がいちばん少ないのか、やり方を変えると効果の差がどれくらい変わってくるのかなど、常に探求し続けてアップデー

トをしてきました。

ですから、**週１夜断食はその集大成であり最新版**です。

週１夜断食は月曜日の夜だけ断食をするのに対し、月曜断食は丸１日断食をし、水だけ飲んで過ごします。

頑張った分のリターンは得られるのですが、**空腹に耐えるのがつらいという声や頭痛やめまいといった不調に見舞われるケース**も少なからずあります（これらの不調は想定内で体が内側から変わっていく過程に起こるもので心配はありません）。

「丸１日何にも食べないなんて自分には無理！」

そういって最初から受け入れてもらえない方もたくさんいらっしゃいます。その気持ちもわかります。でも、将来を考えたときに今の体のままでいいわけがないという悩みも同時に抱えている方には、ぜひ、もう少し気楽に断食を試してみてほしいと考えていました。

そこで、断食の時間を検討し、月曜の夜だけ断食をするという最新版の週１夜断食が生まれました。

もともと断食をすると、空腹時間が続くことで古くなった細胞を分解し、再利用してくれる〝オートファジー〟が活性化しますが（詳しくは次のページで紹介）、最新の研究結果では丸１日断食しなくても空腹時間が12時間以上続けばそのスイッチが入るということがわかってきています。実際にたくさんの方に断食を試みていただいた結果、夜だけ断食する方が心理的負担や身体的不調を抱えることなく取り組めるのではないかと考えたのです。

TOPIC 14

週1夜断食でオートファジーを活性化

週1夜断食では、週1回夕食を食べずに、空腹時間が16時間以上になるようなスケジュールを提案しています。なぜ、16時間なのかというと、**空腹時間が12時間を超えるとオートファジーのスイッチが入り、さらに16時間を超えるとその働きがよりが活性化する**ことがわかっているからです。

人間の体は37兆個の細胞によって構成されています。その細胞はたんぱく質でできていて、日々の代謝活動によって、死滅・生まれ変わりを繰り返しています。

劣化した細胞は、細胞内に古いたんぱく質を溜めていき、細胞内でエラーを起こして不調を感じさせたりするのですが、オートファジーは、その細胞内に溜まった古いたんぱく質を食べ、新たな分解酵素とくっついて**古い細胞を新しい細胞に生まれ変わらせてくれる**のです。

家を壊して新築を建てるのではなく、家の中を解体し、リフォームするイメージをするとわかりやすいのではないでしょうか。

断食をして16時間以上空腹時間を作ることで、このオートファジーの活動が活性化され、体内の古くなった細胞をみるみる生まれ変わらせてくれるのです。

まとめ

週１夜断食でオートファジーを活性化

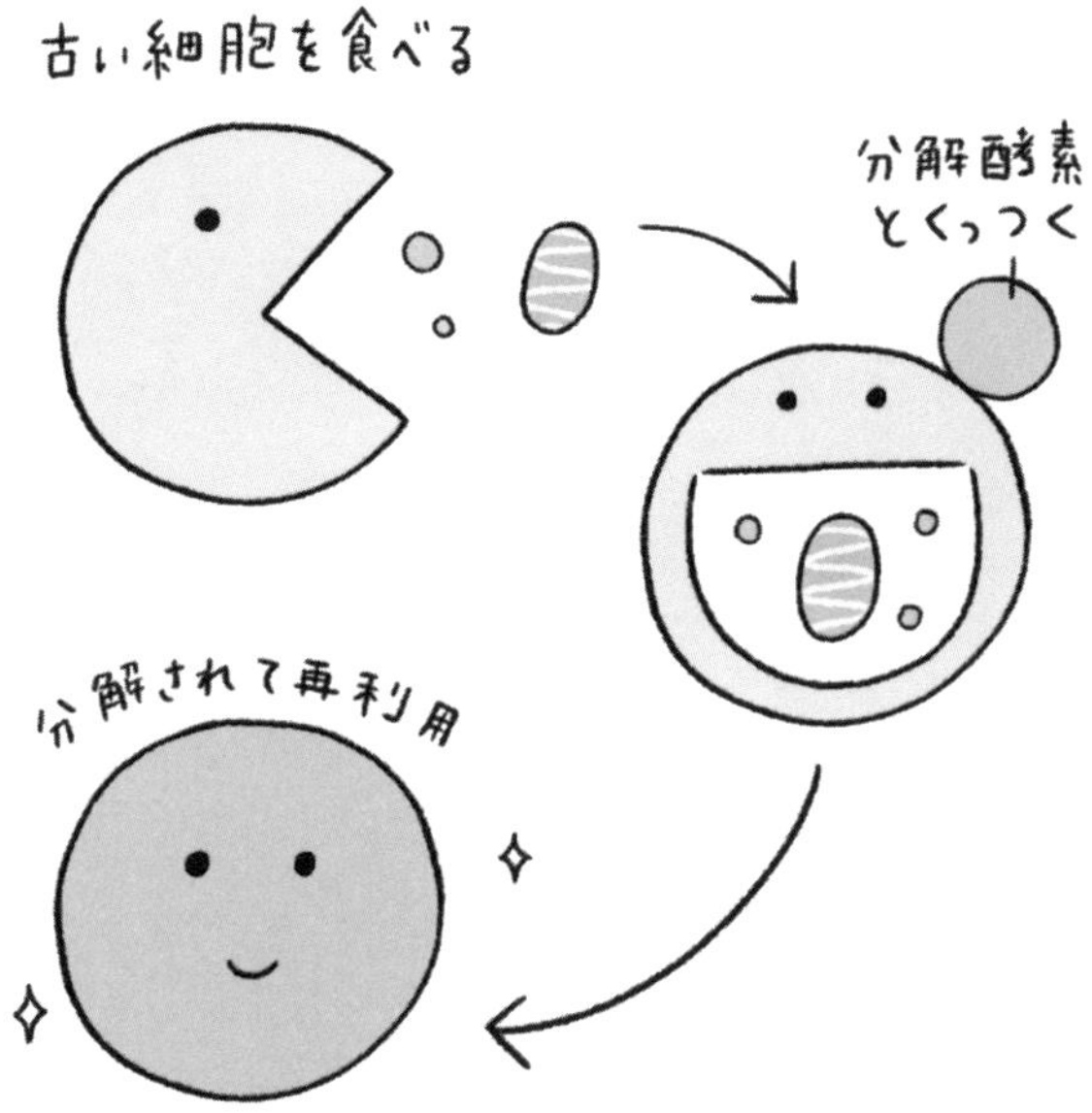

内側から生まれ変わらせてくれる最強の細胞を増やそう！

TOPIC

15 食後10時間で脂肪燃焼スイッチがオンに

「あぁ、痩せたいなぁ」「痩せなくちゃ」

そう思うとき、多くは体重を指しているのだと思います。でも、頭の中でイメージする自分は、たぷたぷの贅肉が削ぎ落とされたスッキリとした姿ではありませんか？　その自分に近づくために、そして**健康のためにも重要なのが、体脂肪を落とすこと**なのです。

しかし、多くの人がわかりやすい指針として、体重を目安にしてしまいます。週1夜断食では、取り組み始めてからなるべく早い段階で、体脂肪も測れる体重計（体脂肪計・体組成計）の購入を強くおすすめします。

というのも、体に対して悪さをするのは蓄積された脂肪だからです。

よく知られているように、**脂肪には内臓脂肪と皮下脂肪の2種類**があります。

内臓脂肪は、その名の通り胃や腸などの内臓のまわりを中心としてつく脂肪で、お腹がぽっこりと出るのが特徴です。りんご型肥満と呼ばれることもあります。

皮下脂肪も文字通り、皮膚の下の皮下組織に蓄積する脂肪のことで、二の腕、お腹、腰回り、背中、太ももの裏など日頃あまり動かさない場所につくことが多いのが特徴です。下半身に脂肪がつきやすいことから洋梨型肥満とも呼ばれます。

内臓脂肪と皮下脂肪で、健康に大きな影響を与えてしまうのは前者です。**増えすぎた内臓脂肪からは悪玉アディポサイトカインと呼ばれるホルモンが分泌**され、これが、**高血圧、高血糖、脂質異常などを招く引き金**になってしまうのです。

適度な脂肪からは、中性脂肪を燃焼したり、血圧や血糖をいい状態に保つようにコントロールする善玉ホルモンのアディポネクチンが分泌されます。ですから、脂肪がまったくない状態が健康というわけではありません。

しかし、**内臓脂肪が過剰になると、善玉のアディポネクチンの分泌は抑制され、悪玉アディ**

ポサイトカインの働きが優勢になってしまうのです。

「男性はともかく、女性は皮下脂肪がつく洋梨肥満型が多いでしょ。だから関係ないんじゃない？」

実は、そうとは言い切れません。内臓脂肪を蓄えるりんご型肥満には男性が多いと言われていますが、**女性も50代以降は内臓脂肪型肥満が増えてくる**ので油断は禁物なのです。もともと女性は皮下脂肪がつきやすいのですが、閉経後にエストロゲンの分泌が減ることにより内臓脂肪がつきやすくなり、生活習慣病のリスクも高まります。

「そもそも脂肪はどのようにして体の中に蓄積されていくの？」

確かに、それを知っている人は多くないかもしれません。まずは、**脂肪が蓄えられる順番**と**脂肪が使われる順番**を覚えておくといいでしょう。

食事から摂った栄養は体内でエネルギーとして利用されます。しかし、糖質などを必要以上に摂取した場合はそのエネルギーを使い切ることができず、予備のエネルギー源として筋肉や肝臓にグリコーゲンという形で保管されます。ただし、筋肉や肝臓は保管できる量に限りがあり、ここでも余った分のエネルギーが脂肪細胞へとまわされます。

脂肪細胞はとても柔軟性があり、元の大きさの何倍にも膨れ上がることができる無限の貯蔵庫。大量に食べて動かない生活をしていたら、２００kgや３００kgまで太れるのも脂肪細胞がエネルギーを受け入れてくれるからなのです。

痩せて健康になりたい。その願いを叶えるためには、内臓脂肪を落とさなければなりません。蓄えた脂肪をさっさとエネルギーとして消費できればいいのですが、エネルギー源となる血液中の糖が不足すると、まずは、**筋肉や肝臓に蓄えたグリコーゲンからエネルギーを作ります。脂肪が使われるのはその後。**グリコーゲンが枯渇してからようやく脂肪がエネルギーとして使われるのです。

脂肪がエネルギーとして使われることを「脂質代謝」と呼びますが、このスイッチがオンになるのは、**食後10時間ほど経ってグリコーゲンがなくなってから。**

週1夜断食では、週1回の夜断食を基本として、空腹の時間が16時間以上になることを推奨しています。その理由がまさに脂質代謝で、**空腹時間が12時間以上になると脂肪の分解がさらに促進され、16時間以上になると細胞の生まれ変わりを促進するオートファジーが最大限に働く**ようになります。これらの効果によって、効率よく脂肪をエネルギーとして消費できるようになり、内臓脂肪を落としていくことができます。

「週1回で効果があるの？」

という質問をよくいただきますが、実際に患者さんにも試していただいて、心身にいちばん負担なく効果を得られるのがこの週1回の夜断食でした。週1回、16時間の空腹時間を持つことで胃腸を休ませてその働きを活性化し、脂肪を蓄えてばかりいた体に脂質代謝のスイッチをオンにするという強いメッセージを送ります。そして1章でもお伝えしたように、味覚にも変化が起こることで、翌日以降の食事内容が変わっていきます。これらが総合的に作用して、心身に負担なく、体を内側からととのえていくことができるのです。

まとめ

食後10時間で
脂肪燃焼スイッチがオンに

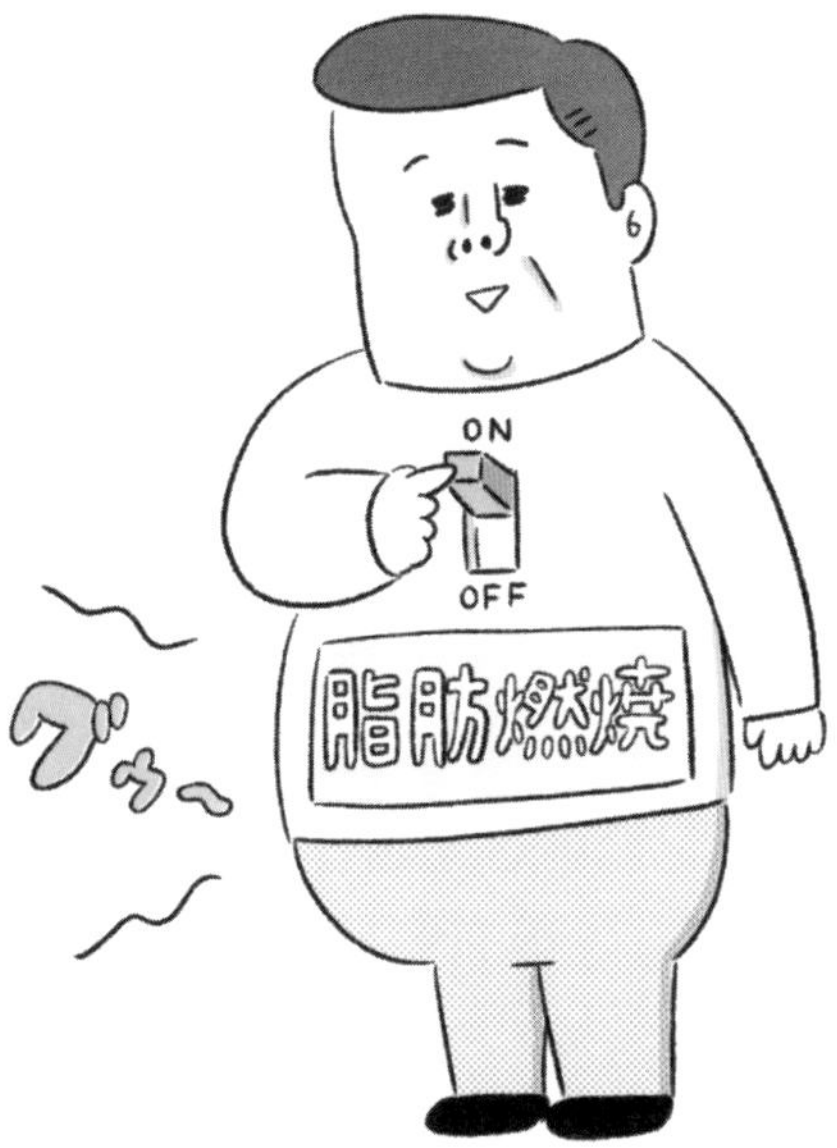

脂肪を蓄え続けないためには
空腹の時間を長くする日を
つくること

TOPIC 16

体内年齢が若返ると、見た目年齢も若返る

見た目が若い人は、体内年齢も若い。そんな言葉を聞いたことがないでしょうか。医学的なエビデンスがあるわけではありませんが、僕自身は、この言葉にうなずけるところがあります。

鍼灸院で患者さんを出迎えるとき、「今日の体調はどうかな?」と思いながらその方の表情を見ます。長く続いたコロナ禍で、マスクをしているから表情が見えないなどと言われましたが、そんなことはありません。

おでこの皮膚のハリ感や目元を見れば、その人の胃腸の状態が手に取るようにわかりますし、最近食べ過ぎが続いているという人は、目の下のクマやたるみが目立ちます。便秘や下

痢など腸の働きが弱っているとおでこ全体が下がったように見えます。お酒を飲みすぎている人は目に覇気がありません。

反対に消化器系に負担をかけておらず、胃腸が本来の働きをしているような方は、顔全体がシュッとしていて若々しく見えます。

これは、僕が鍼灸師としてキャリアを重ねる中で導き出した独自の顔診断なので、異論は認めます（笑）。けれど、何百人、何千人の体をチェックしてきた結果なので、自信はあります。

僕の鍼灸院は、鍼による治療がメインです。手でマッサージをするときに体のコリを感じたりしますが、それと同じように鍼を刺すときにも体の内側の状態が鍼灸師の手には伝わってきます。

言葉で表現するのは難しいのですが、**見た目が若い方に共通しているのは、ふくらはぎにハリと弾力があるということ。**ふくらはぎは第二の心臓とも呼ばれ、血流にも深く関わる重要なパーツです。そこが若いということは、やはり、血の巡りもよいのだと思います。

お話を伺っていると、やはりというべきか、よく歩いたり、動くことを億劫がらない方が多いのが共通点。見た目の若さは、日常の自分が生み出しているものなのだなと常々感じています。

またもう一つ、見た目の若さをキープされている方々に共通しているのが、ちゃんとお水を飲んでいるという点です。

50代くらいまでは、意識的に水分を摂取している方もいらっしゃるのですが、60代以降になると活動量が減ることが影響してくるのか、1日の水分摂取量が一気に減ってしまう方が多いのです。

しかし、**水を飲むと細胞に染み渡っていき、エネルギー産生の要であるミトコンドリアの働きがよくなります**。すると行動的にもなれて、ますます若さを維持できるという好循環が生まれます。

若々しさを保つには、**よく歩き、きちんと水を飲む**。この2つがベースとしてあることが最低条件かと思います。

まとめ

体内年齢が若返ると、
見た目年齢も若返る

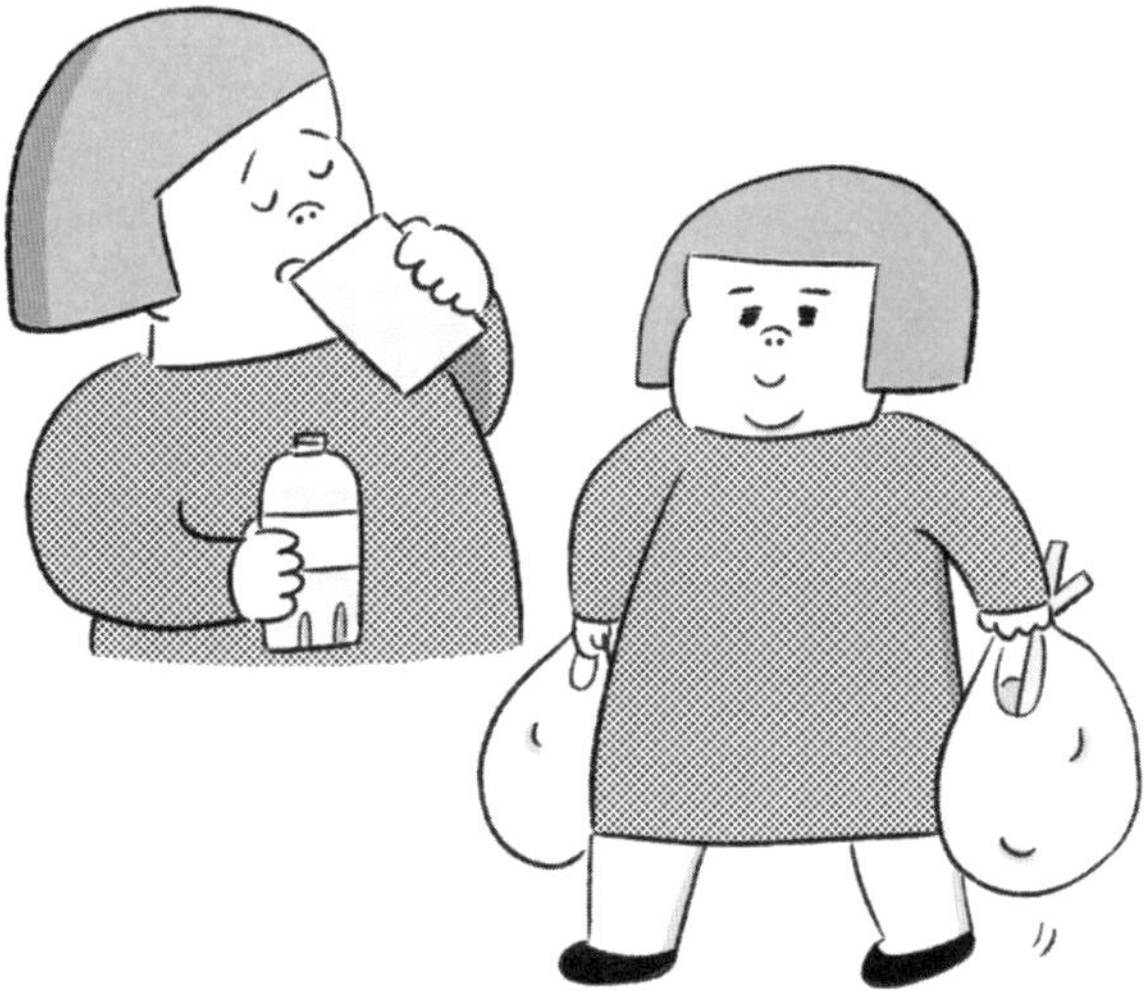

秘訣はよく歩き、
水を飲むこと

TOPIC 17

睡眠の質が上がって若返り、活動的になれる

「久々によく眠った感じがしました」

夜断食をした翌日、目覚めのよさを体感し、断食の効果を実感される方はとても多いです。

夜、**空腹の状態で眠ることで、体は消化・吸収にエネルギーを取られることなく、体のメンテナンスに集中して取り組む**ことができます。余計な働きが減って成長ホルモンの分泌量が増え、それがさらに眠りの質を上げて、日中も元気に過ごせるというい循環が生まれます。

「断食した翌朝は肌のツヤがいい」

これもよく聞かれる言葉です。体のメンテナンスがはかどった結果、溜まった老廃物などの排泄が促されて体のめぐりがよくなり、それが肌のつやをよくしたりくすみがなくなったように感じたりと、美容にもいい方向に働いてくれるのです。

「断食をすると便秘になりそう」

そんな不安を持つ方もいらっしゃるようですが、これまでたくさん食べて、その食べ物で便を押し出すように排泄していた方は、食べる量が減ったことで最初は便の回数やカサが減ったり、便秘になったりするかもしれません。しかし、**胃腸を休ませることで腸の働きもどんどんよくなっていき、次第に便秘は改善**されていきます。

さらに、免疫細胞のおよそ7割が腸内に生息していることから、腸内環境がよくなると免疫力もアップして病気に負けない体を保つことにも役立ちます。

週1夜断食をした日はもちろん胃が空っぽの状態で眠ることになりますが、良食日（１０７ページ参照）の夜も食事は野菜料理なので消化に時間がかからず、空腹状態で眠ることができます。睡眠の質を上げることを考えると、**就寝の3時間前に食事を終わらせておく**ことが理想的です。

しかし、胃を空っぽにするために遅くまで起きているのは逆効果。夕食が夜10時になったとしても、日付が変わる前には眠るようにしたほうが成長ホルモンの分泌もよくなり、健康にはプラスに働きます。

よく眠ることは、翌日を元気に過ごすことにもつながります。熟睡できていると、日中に眠気を感じることがなくなりますし、気持ちも前向きになって、より活動的になれます。

年齢とともに夜中に目覚める回数が増えるなど眠りに関する悩みをよく耳にするようになりますが、空腹で眠ることはそれらを解消する助けにもなります。

第4章

実践・週1夜断食

18 TOPIC

月曜日からはじめる一生太らない生活

週１夜断食は、１週間を１サイクルとしています。後ほど詳しく説明をしますが、**夜断食をする日を「不食日」、翌日からの４日間を「良食日」、残り２日間を「美食日」**と呼び、それぞれの日に適した食事を摂るようにします。

基本的に、**いつを不食日にしてもかまいません**。ご自身の生活スタイルやスケジュールに合わせて、取り組みやすい曜日を設定しましょう。ただし、今週は月曜日が不食日で、来週は木曜日を不食日に、ということではなく、この曜日を不食日と決めたらそこから１週間を１サイクルとして生活リズムを作っていきましょう。

僕が不食日におすすめしているのは、月曜日です。月曜日を不食日にすると、火～金曜日が良食日、土日が美食日となります。美食日は好きなものを食べられる日なので、土日がお休みの方はこのサイクルにしておくことで、休日の食事を楽しめます。

何かと忙しい平日は、決められた枠の中で淡々と食べるものをセレクトするほうが、迷いが少なくてラクだというのも理由の一つ。それに、もし平日に「大福が食べたい！」という衝動が湧いてきても、「土曜日の美食日のご褒美として、楽しみにとっておこう」「休日だし、せっかくならこの間テレビで見た老舗和菓子店まで買いに行こう」などと、楽しみを増やしながら良食日を過ごすことができます。

お気づきのように、週1夜断食には食べるもののルールはありますが、何もかもがダメというわけではなく、美食日というお楽しみや息抜きの日がセットになっています。だからモチベーションを保ちやすく、それが続けやすさにもつながっています。

TOPIC 19

「不食→良食→美食」のサイクルで1週間を過ごす

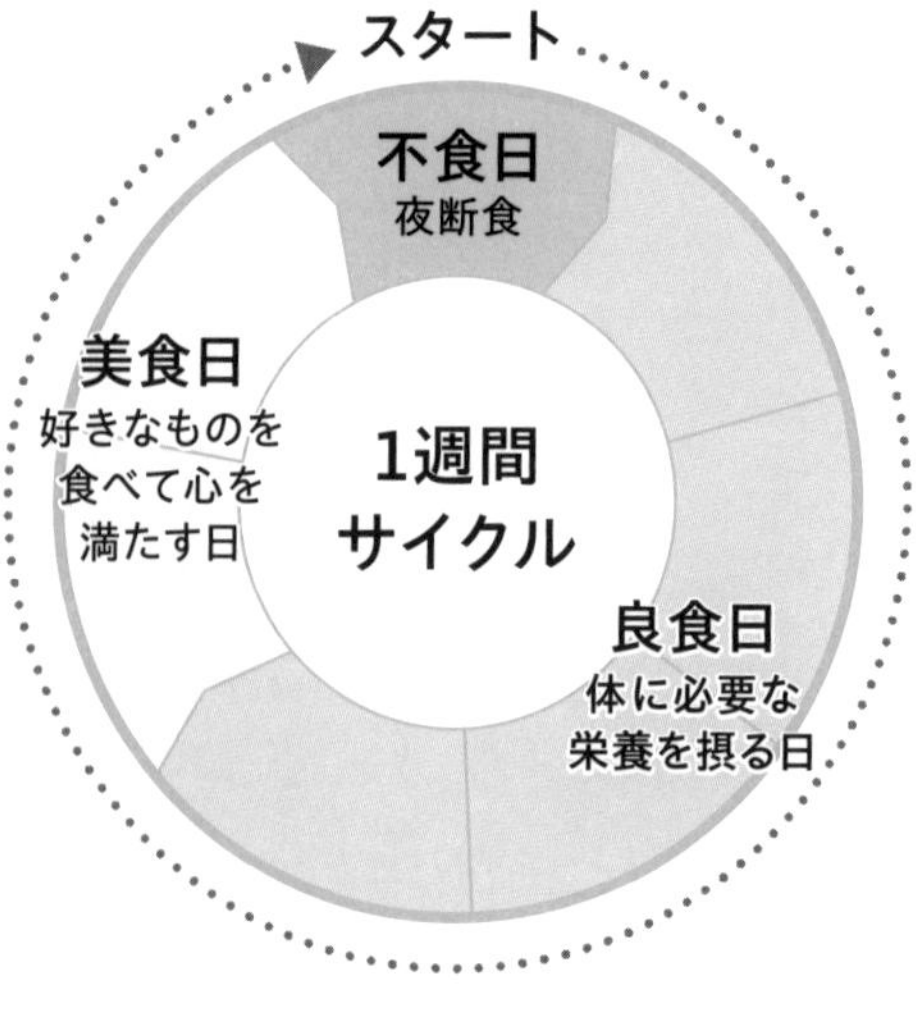

ここからは、より具体的に週1夜断食のやり方をご説明していきましょう。まずは、不食日・良食日・美食日という用語について説明します。それぞれの詳しい説明は次の項目以降でしていますので、そちらにもしっかり目を通してから始めるようにしてください。

不食日：夜断食をする日

1週間のスタートとなる不食日は、夜断食をする日です。

朝は旬の果物とヨーグルト、昼はおかずをメインに食べて、夜だけ断食をします。昼食から翌日の朝食まで、おおよそ16時間空けるのが目安です。

良食日：体に必要な栄養を摂る日

夜断食をした翌日から、体に必要な栄養を摂る4日間を良食日と呼びます。

朝は旬の果物とヨーグルト、昼はおかずのみ、夜は野菜中心の食事にします。これによって体が本来の働きを取り戻すので代謝も上がり、必要のない脂肪を減らしていきます。

美食日 ：好きなものを食べて心を満たす日

炭水化物も含め、好きなものを食べられる2日間。暴飲暴食するのではなく、「美食日」という名に恥じぬよう、体が本当に欲しているものや良食日に食べたくて仕方なかったものをしっかり味わいながら食事を楽しみます。

	美食日（2日間）
	好きなもの
	好きなもの
	好きなもの

■1週間の食事の基本

	不食日（1日間）	良食日（4日間）
朝	旬の果物＋ 無糖ヨーグルト	旬の果物＋ 無糖ヨーグルト
昼	おかずのみ (主菜＋副菜)	おかずのみ (主菜＋副菜)
夜	夜断食	野菜中心のメニュー(野菜スープ、サラダ、蒸し料理、炒め物、和え物など)／アルコールOK（適量）

20 TOPIC

【不食日】〝夜断食は翌朝までに16時間以上空いていればOK〟

夜断食の日は、昼食を食べ終わったら、それ以降は水だけを飲んで過ごします。ルールとしては、**昼食を食べ終わってから翌日の朝食まで、16時間空く**ようにするのが基本。「今日は夜断食の日だから」と身構える必要はありませんし、「夜を食べられない分、昼をしっかり食べておこう」などと考えてはいけません。あくまでも、フラットに。良食日と同じサイクルの中で、ただ夕食を食べないだけ、というくらいの感じでいたほうが気分的にもラクなはずです（不食日の朝食と昼食のメニューは、次ページからの良食日のメニューと同じです）。

たとえば、いつもお昼を13時に食べ終わって、翌朝7時に朝食を摂るとしたら、それだけで18時間の断食をしたことになります。18時間も空くのはさすがにちょっと……と感じたら、お昼の時間を少し遅めにするなど、ご自身で調整していただいて構いません。

朝食を7時に食べる方なら、そこから16時間空くようにするためには夜断食当日の午後3時までに昼食を食べ終えていればいい、ということになります。

食事の時間を調整する場合、昼食の時間を遅らせるのがおすすめです。翌日の朝食の時間を早めてしまうと、今度は昼までの空腹に耐えられなくてドカ食いしてしまうなど、日中の食事のリズムが狂いやすくなってしまいます。

また、注意したいのが、欲張ること。16時間以上空けたほうがより早く結果が出るのではないかと考えて、あえて昼食の時間を早くしたり、朝食の時間を遅らせてしまう方がときどきいらっしゃいます。繰り返しになりますが、何事もシンプル思考で。**頭でいろいろ考えすぎると歯車が狂いやすくなるので、「だいたい16時間空いていたらＯＫ」くらいの気持ち**で取り組んだほうが、長期的にはうまくいきます。

TOPIC

21

【良食日】〝空腹時間を保ちながら必要な栄養はしっかり摂る〟

夜断食をする日の朝食と昼食、翌日から4日間は、胃腸の負担は極力減らして空腹時間を多く保ちながらも、体に必要な栄養素を摂れるメニューにしています。

朝食　旬の果物&無糖ヨーグルト

果物とヨーグルトは、就寝中によく働いた胃腸へのご褒美メニューです。

まず、果物は、消化に時間がかからないため胃の負担が大幅に減ります。その上、脂肪を燃焼させるのに不可欠なビタミン類や酵素を摂ることができ、脳の大事な栄養源である糖質も適度に摂取できます。

ヨーグルトは腸内環境を良好に保つのに必須の乳酸菌の宝庫です。果物から天然の糖質を摂っているので、ヨーグルトは無糖を選びます。

ヨーグルトは、たんぱく質、炭水化物、脂質の三大栄養素を含み、カルシウムなどのミネラルも含む優れた食べ物です。

〈量の目安〉

果物の大きさにもよりますが、目安としては2分の1〜1個程度になります。**小ぶりのバナナやキウイ、みかんなど片手の手のひらにすっぽり収まるなら1個。いちごやさくらんぼなど粒の小さなフルーツは、片手の手のひらに乗る量**が目安です。**オレンジやグレープフルーツなど大きなフルーツは2分の1個程度**で満足感と満腹感を得られるはず。

それでも迷うときは、レストランや旅館で提供される食後のデザートの量を思い浮かべたり、週1夜断食で目安にしている両手のひらの器（122ページ参照）にヨーグルトとフルーツが収まる量にしましょう。

ヨーグルトは、週1夜断食をきっかけに無糖を選ぶことを習慣にしましょう。

さまざまな機能を謳っているヨーグルトがありますが、加糖タイプのものも多いので余計なものがプラスされていないかチェックする癖をつけられるといいですね。

量の目安は、**コーヒーカップ1杯分（マグカップではありませんよ！）です**。

ヨーグルトドリンクは、咀嚼しないため満足感に欠けることと加糖タイプが主流であることが気にかかるため、できれば避けましょう。

今はヨーグルトの種類が多く、たんぱく質を多く含んだギリシャヨーグルト、大豆が原料の大豆ヨーグルトなどもあります。先ほどお伝えしたように、スタンダードなヨーグルトでもたくさんの栄養素が含まれていますから、迷うなら普通の一般的な無糖ヨーグルトでいいと思いますし、たまに味を変えて楽しみたいと思ったらギリシャヨーグルトや大豆ヨーグルトを食べるのもいいでしょう。

〈もう少しだけ何か食べたいときは〉

朝食は胃に負担をかけず腸がよろこぶ栄養素を届けることが、食べるものを選ぶ基準です。

ヨーグルトと果物だけでは心が満たされなくて、もうちょっと何か食べたいときには、乳酸菌の摂れる漬物、納豆、キムチなどの発酵食品などがいいでしょう。

また、温かいものを食べると満足感が高まるので、出汁スープ（１３９・１４４ページ参照）を飲むのもおすすめです。もし、夕食の残りの野菜スープがあればそれを飲むのもいいと思います。ただ、ヘルシーだからとたっぷり食べてしまうと食物繊維の摂りすぎになっておなかの張りなどをまねく可能性もあるので、あくまでも朝食に〝ちょっと〟追加するだけ、というラインは守りましょう。

今朝は何か温かいものを食べたいという日は、野菜の入った薄めのお味噌汁、納豆、果物といった和食ベースの朝食にする日があってもかまいません。

昼食　おかずのみ

昼食では、魚、肉、卵などから筋肉のもととなるたんぱく質を摂り、野菜から食物繊維やビタミン、ミネラル類を取り入れます。

たんぱく質は消化に時間がかかり、そこにごはんなどの炭水化物を追加すると胃の負担が大きくなること、そして、週1夜断食に集中的に取り組む期間は糖質の摂りすぎを控えたいことから、良食日の昼食はおかずのみにしています。

脂質の消化には時間がかかるため、特に肉類を選ぶときには脂身の少ない部位を選ぶとより胃に優しい食事になります。

牛肉や豚肉ならヒレやモモ、鶏肉は豚肉などに比べると皮付きでもそこまで脂質は高くないのであまり神経質にならなくてもいいですが、脂肪分のほとんどは皮に含まれているので余分な皮はカットすると胃の負担が減ります。

〈外食が中心の人へのアドバイス〉

これまでと生活スタイルを変えるという意味では、昼食にお弁当を持参することもぜひ検討してみてほしいです。毎日となるとハードルが高いなら、週1回でも2回でもいいので、外食中心から少しずつ自分で選んで作るスタイルへと変えていけるといいですね。

それでもなお、仕事の関係などでどうしてもお昼ごはんは外食がメインになってしまうという方もいると思います。おすすめは、主食のごはんやパンがなくてもオーダーしやすいお店。目星をつけておくといいでしょう。

メイン料理だけでもオーダーしやすいのは、やはりファミリーレストランでしょうか。複数ある中から好きな料理を取るバイキング形式や、好きな料理を選んで精算するビュッフェ形式のお店も利用しやすいですし、焼肉ランチやステーキランチなども案外ごはんなしでオーダーしやすいかと思います。

〈コンビニなど市販のお弁当が中心の人へのアドバイス〉

これまでの生活が購入したお弁当が中心だった方には、ぜひ、野菜・きのこ類などの副菜を1品家から持参する習慣を持つようにしてみてほしいと思います。市販のお弁当は、主食の炭水化物を抜いたとしても揚げ物など脂質の多いおかずがメインになりがちで、脂質の代謝に欠かせない野菜やきのこ類が不足しがちです。これを補うためにも野菜を何か1品足すことができれば理想的ですし、食習慣を少しずつ変えていくことにも繋がります。

また、スーパーであればおかずだけで購入できますし、コンビニで買う場合には焼き魚と海藻のサラダなど、主菜と副菜を上手に組み合わせてみましょう。

市販のお弁当は、コロッケ、アジフライ、唐揚げ、天ぷらなど、揚げ物を食べる回数が増えがちです。夜断食をした翌日はお弁当は避けるとか、自分なりにルールを作って、これまで週4回食べていたならそれを週2回に減らしてみるなど、以前の食生活と比較したときに痩せるための変化を加えられるといいと思います。

夕食　野菜メインのおかず、野菜スープ、サラダなど

できるだけ胃を空っぽにした状態で眠りにつきたいので、**夜はあまり消化に時間がからず体をクリーンな状態に保つのに欠かせない、野菜中心のメニュー**にします。

最初は、「野菜だけ？」と不安になるかもしれませんが、それはきっと、サラダや蒸し野菜などのザ・ダイエットメニューが頭に思い浮かぶからだと思います。

週1夜断食では、もちろん、濃すぎる味付けのものは御法度ですが、基本的に味付けに使う調味料にNGはありません。メイン食材の野菜そのものがヘルシーなので、味付けに少々の砂糖や塩を使うことに問題はないのです。

そう考えると、野菜中心の料理は思ったよりも豊富にあります。**野菜炒め、八宝菜、煮物、**

鍋、酢の物、和え物、漬物、もちろん、サラダや蒸し野菜、野菜スープもOKです。野菜のナムル、ガーリック炒め、キムチ炒め、ラタトゥイユなどの煮込み料理、世界各国の料理を参考にするとさらにバリエーションは広がります。

じゃがいも、さつまいもなどの芋類や、れんこん、にんじんなどの根菜は糖質が多いからと控える方もいらっしゃいますが、一度に大量に食べるのも難しいでしょうし、それらが料理のメインでなければ、さほど気にする必要はありません。歯応えがあって咀嚼回数が増えるのはメリットなので、大きめにカットしてよく噛んで食べましょう。

また、食事はおいしく食べることも大事です。**料理のアクセントとして、いかや海老などの海鮮類、脂身の少ない赤身肉などを少量使う**のも問題ありません。

サラダの上にきのこのガーリック炒めを乗せて温かさや食感の違いを楽しんだり、トマトの赤、ほうれん草の緑、もやしの白、きのこの黒など、いろんな色の野菜が食卓に並ぶように考えるのも楽しいと思います。

TOPIC 22

【美食日】〝好きなものを食べて心を満たす〟

炭水化物も含めて、好きなものを食べてＯＫです！

「せっかく不食日と良食日をがんばってきたのに、美食日で好きなものを食べたらプラスマイナスゼロになってしまうのでは？」

と不安になるかもしれませんが、美食日が待っていると思うからこそ不食日と良食日を乗り越えられるのも事実。

それに、不食日と良食日をがんばり抜いたあなたの体の中では、１週目からすでに変化が起こり始めていることを美食日に実感できるはずです。

実践した方の声で多いのは**「いざ、食べようと思ってもお腹がいっぱいになって、これまでと同じ量は食べられなかった」**というもの。そこで無理をしてたくさん食べても「とにかくお腹が苦しくて、もうたくさん食べるのはやめようと思った」などの結論に至る方ばかりです。

美食日も1食に食べる量は両手のうつわいっぱいというルールは同じなのですが、あえてそこを強調しなくても、自然とその量で満足できる体に変わっていきます。

また、楽しみにしていたお菓子やスイーツも、「味が濃くて（甘ったるくて）食べきれない」という声が圧倒的に多く、2週目以降は**「量よりも質重視で、本当に心が満足するものを選ぶようになった」**というように変わっていく方ばかり。

美食日には、本当に食べたいものを厳選して、心からおいしかったと満足できるものを食べるようにしていきましょう。

TOPIC 23

1食の量の目安は〝両手の器いっぱい〟

空腹の状態のとき、胃の大きさはこぶし2つ分程度しかありません。これが、本来の胃の大きさなので、1度の食事でこぶし2つ分くらいの量を食べれば満腹感を得られるはずなのです。

ところが現代は、多くの人が日常的に食べ過ぎています。胃は伸び縮みする臓器なので、食べたら食べた分だけ膨らみます。いわば、日常的に胃を伸ばすトレーニングをしているようなもの。これを本来の胃の大きさに戻し、適正量で満足できる体を取り戻すのが週1夜断食の狙いです。

もうおわかりのように、1食に食べる食事の量の目安は、こぶし2つ分。両手の握ったこぶしを合わせたくらいの量です。

あるいは、両手で水をすくうように両手のひらで器を作ってみてください。そこに収まる量が1食分の目安です。スープなら両手の器からこぼれない量、サラダなら両手の器山盛り一杯の量、そんなふうにイメージするとわかりやすいかと思います。

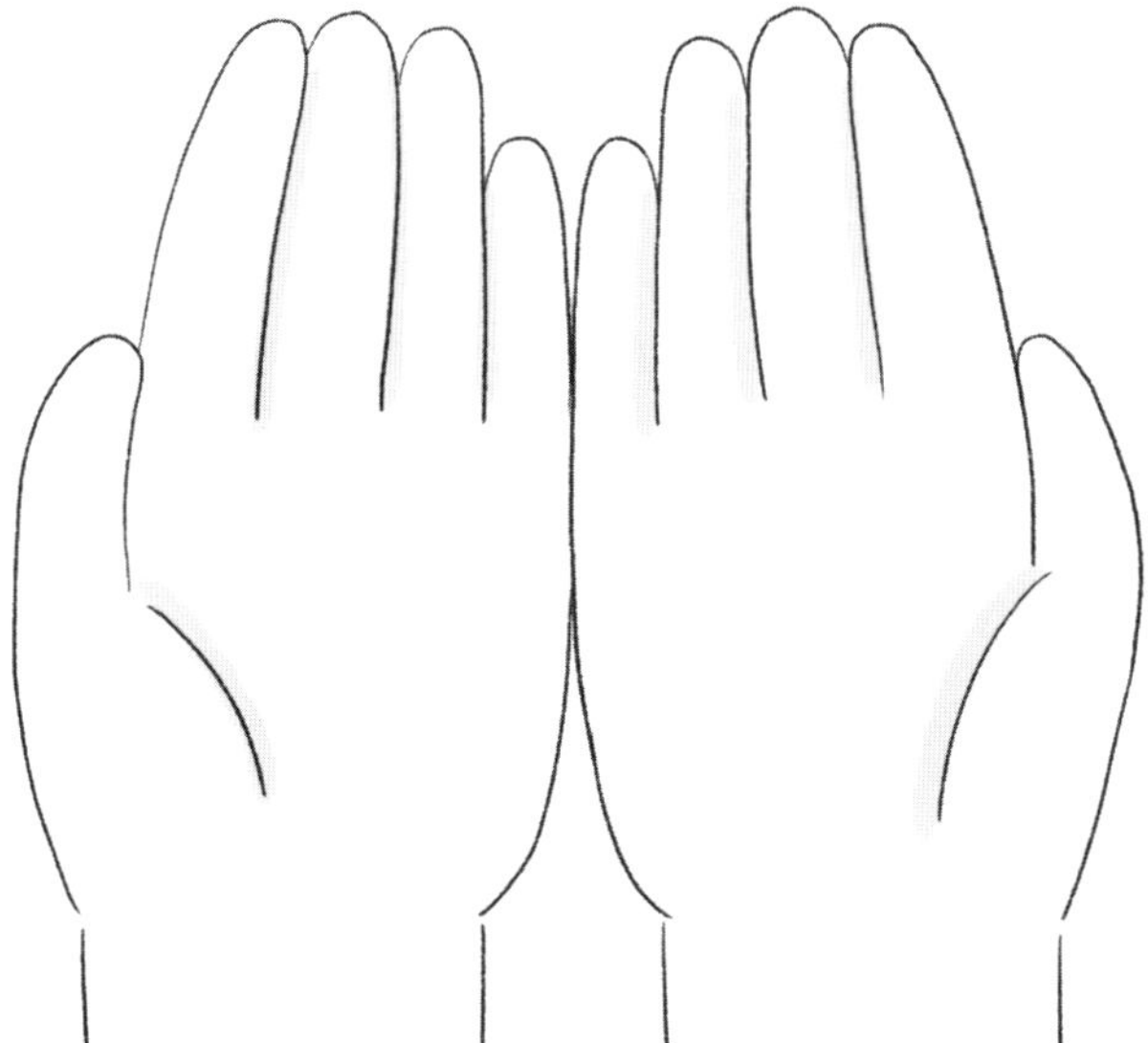

24 TOPIC

水を1日1・5リットル以上飲みましょう

成人の体のおよそ60％は水分でできています。そのため、血液、リンパ液、細胞、筋肉、体中のあらゆる器官が水分を必要としています。つまり、**体内の水分が不足すると体の機能が落ちてしまう**ということ。

太りにくい体質にするためには、代謝を上げて、体の循環をよくして、めぐりをよくしていくことが大切であり、その際に欠かせないのが水分なのです。

１日に体から排出される水分は、汗、呼吸、尿からなどで２・５ℓくらいと言われています。そして、１日の摂取量は食事や体内で作られる水から１・３ℓ程度。単純に計算しても、１・２ℓの水分が不足していることになります。この不足分を水を飲むことで補いたいのです。

週1夜断食で1・5ℓ以上を目安にしているのは、多めに設定するくらいで帳尻が合うからというのがその理由です。

たとえば、同じ水分でも**緑茶、コーヒー、紅茶、お酒類には利尿作用があり、飲むことでより多くの水分が失われます**し、また、食事から入ってくる水分量もまちまちなので、1日1・5ℓ以上を目安にしておけば不足する心配をせずにすみます。

起床後、食事の前、入浴の前後、就寝前などタイミングを決めてコップ1杯の水を飲むようにしてもいいですし、500mlの専用ボトルを用意して午前中、午後〜夕方、夕方〜夜の計3回で飲み切るようにするという方法もおすすめです。

いずれにしても、1回に大量の水を飲んでもいらない分は排出されてしまうので、こまめに飲むことがポイントです。

〈水の種類について〉

基本的に水の種類は問いません。ペットボトル、ウォーターサーバー、ポット型浄水器、水道水、どれでもご自身の生活スタイルに合ったものでかまいません。

それでも、**「軟水と硬水ならどちらがいいですか？」**などと聞かれることも多いので、あえてという前置きつきでお伝えするならば、日本で採取された水のほうが日本人の体には合うのかな、というのが個人的な意見です。

また、飲む水の温度についても気にされる方が多いのですが、１・５ℓという量をすべて冷やした水で摂ると胃の働きの妨げにもなるので、**季節に関係なく水は冷やさず常温で飲む**のをベースにしましょう。

そこを守った上で、真夏にキンキンに冷えた水を１杯飲むとか、冬の寒い朝に白湯を飲むというのはまったく問題ありません。きちんと体の声にも耳を傾けて、適度に自分を労わりながら１日１・５ℓの水を飲むことを新しい習慣にしていきましょう。

最後に、白湯を飲むときの温度について聞かれることも多いのですが、それは「いい塩梅でどうぞ」としか言えません。そのときの自分が心地いいと感じる温度が最適な温度だと思うからです。白湯の作り方についても、鉄瓶などにこだわりたい方はこだわるのがいいし、手軽にレンジでチンでもやかんでお湯を沸かすのでも大丈夫。こだわりを増やして苦しくなるのだけは避けましょう。

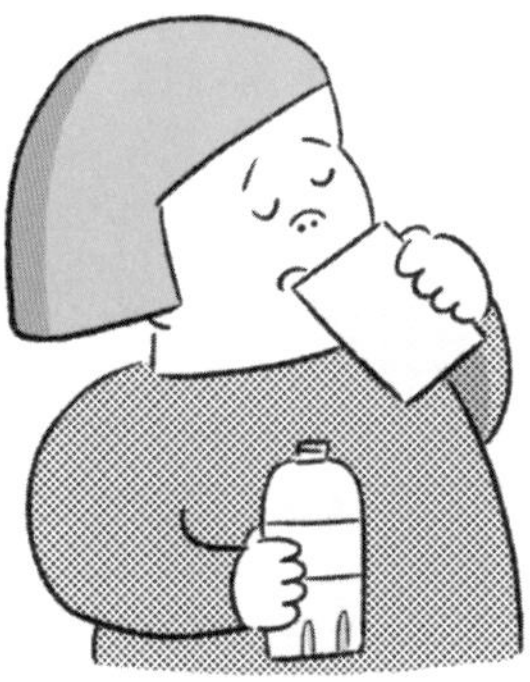

TOPIC

25 お酒はＯＫだけど、「同量の水を飲む」がルール

週1夜断食は取り組みやすい、続けやすい。そう感じた方の多くが、「お酒ＯＫだったから」を理由に挙げます。ただし、あらかじめ伝えておきますが、僕はお酒を飲むことを推奨しているわけではありません。

「お酒は人生の楽しみ。飲まないなんて考えられない」

そういう方も多いと思いますし、長い人生で『一生太らない生活』をするためには好きなものをやめることの方が継続の妨げになると思うので、あえて禁止はしていません。

もちろん内臓の負担や代謝のことを考えたら、良食日にも飲まない日を作るのがベストですし、飲むとしても適量は守っていただきたいところです。

そして、お酒を飲む時のルールとして、お酒と同量の水を飲むようにしましょう。アルコールには利尿作用があり、就寝中の体が水分不足になると寝ている間の胃腸の働きが落ちて痩せにくくなってしまいます。

飲むなら一緒に水を飲む。これを習慣にしていきましょう。

できるだけ避けたいお酒（糖質多）

日本酒、ビール

米や麦を原料とする
“飲む炭水化物”は
良食日には控え、
美食日だけの
お楽しみにしましょう

飲んでOKなお酒（糖質少）

焼酎、ウォッカ、
ジンなどの蒸留酒、ワイン

缶酎ハイ（無糖）なら1缶、
水割りならグラス1～2杯、
ワインはグラス1～2杯

26 TOPIC

運動嫌いは、とにかく歩く

ダイエットをしようと考えたとき、運動と食事の改善を同時に始める方は多いと思います。しかし僕は、**それが挫折のもとになっていると思っているので、週1夜断食では運動を必須条件にはしていません。**

週1夜断食では、食習慣を大きく変えていきます。そのときに、同時進行で運動に取り組むことが果たしてできるでしょうか？

大事なのは〝選択と集中〟です。健康問題に直面している方ならなおのこと、今、いちばん大切なのは食習慣を変えて、血液検査の結果を正常値にして健康を取り戻すことです。そのためには週1夜断食に集中できる環境こそが大事になり、今の時点で運動は二の次です。

わざわざ時間とお金を使ってジム通いをしなくてもいいですし、ストイックに長距離を走ったり、筋力トレーニングをする必要もありません。

ただし、歩ける時は歩きましょう。歩くことでふくらはぎを動かすと血流がよくなりますし、わざわざトレーニングをせずとも下半身の筋肉を使うことができます。

理想は、１日８千歩。距離で言うと４㎞程度、時間にすると90分くらいでしょうか。もちろん、続けて４㎞を歩けと言うことではなく、10分ずつの細切れで歩いてもいいですし、家の中をちょこまか動き回ったり、エレベーターを使わずに階段で上り下りするなどして、１日のトータルの歩数が８千歩になるように心がけましょう。忙しくてもミニマム５千歩を目標に歩くだけでも体は変わります。

もちろん、運動がすでに習慣になっていて、動くのが好きな方はそのまま続けていただいてＯＫです。

27 TOPIC

いつまで続ける？　どうやって維持する？

週1夜断食の終了目安

週1夜断食に取り組む期間の目安は、最短でも3カ月。できれば4カ月は続けましょう。細胞の修復や血流の改善には、それくらいの期間が必要です。また、新しい食習慣、食への意識が完全に定着するのにも3～4カ月は必要でしょう。

血液検査の数値に問題がある方でしたら、期間にこだわらず、検査の数値が改善されたときを週1夜断食を終了させるタイミングとするのがいいと思います。

健康上の問題はひとまずないけど痩せたい、より健康になりたいという場合には、体脂肪率が一つの目安になります。**第一段階として、男性は22％以下、女性は29％以下**を目指しましょう。

この数値がクリアできたら、引き続き週1夜断食を続けながら、男性19％以下、女性25％以下の理想値を目指すか、週1夜断食をベースとした新しい食習慣を確立させながらゆっくりペースで理想値を目指していくのでもいいと思います。

体脂肪率の目標値

〈第一段階〉

	男性	女性
すべての年代	22% 以下	29%以下

〈最終段階〉

	男性	女性
20代	16%	22%
30代	17%	23%
40代	18%	24%
50代以降	19%	25%

終了後の移行期間

週1夜断食のメソッドを終了した後、どのように日常を構築していくかが気になるところだと思います。最初にはっきり言っておきたいのは、**週1夜断食終了→以前の食生活に戻す、ではない**ということです。**以前の食事に戻れば、高い確率で元の体に戻る**でしょう。適正体重を維持することのメリットは山ほどあるけど、体重を増やすことのメリットはないはずです。正直にいうと、週1夜断食をそのまま続けていただいてもいいくらいですし、終了後も月1～2回は夜断食をすることで、適正体重を維持しやすくなります。

3～4カ月続けていると体が慣れて、以前のような食への強い欲求を感じなくなっていると思うので、案外、週1夜断食を新しい食習慣にするのは難しいことではありません。

でも、期間限定だと思うからこそ頑張れる、というのも多くの方の本音だと思います。もう少し主食を食べたい、そんなふうに思う人もいるでしょう。そういった方は、週1夜断食終了後の食べ方について、次の三原則を守りながら新しい食習慣を構築しましょう。

・夜より昼に食べる

炭水化物や揚げ物などは、活動量の多い日中に食べて寝るまでに消費するようにします。

・白より茶色を選ぶ

主食は、白米より玄米、うどんよりそばといったように、茶色いものを選ぶ回数を増やします。ラーメンやパンなど小麦粉が原料のものは、毎日続けて食べない心がけが大事です。

・量より質を重視

週1夜断食をしていたときからの習慣を続けて、質のいい食べ物をちょっとずつ、を基本にしましょう。大皿料理よりも小鉢が何品か並ぶようなイメージを持つといいと思います。

食べ方以外では、毎日の体重・体脂肪率のチェックを続けましょう。体重が1kg増える前に夜断食を行う、体重が増加傾向になってきたら夜は野菜料理だけにして早めに寝る、そんなふうに自分なりの調整法を確立し、自分が快適でいられる一生太らないコンフォート・ゾーンの中で体重を維持できるようにしていきましょう。

TOPIC 28

数値の改善は遅れてやってくる

体重が減る速度と、体の内側が変化していく速度にはタイムラグがあります。

まず、体重が落ちて、次に体脂肪が落ちて、最後に体型が変わります。体重が5kgくらい減ってもなかなか人に気づかれず、2〜3カ月経ってから、「あれ、もしかして痩せた?」と声を掛けられた経験がないでしょうか。それこそがまさにタイムラグです。

週1夜断食では体の内側の変化を見るのに体脂肪率を目安にしていますが、体重が減ると一時的に体脂肪の割合が増えるため、体重計が示す体脂肪率が上がることがあります。しかし、そこで「体脂肪率が減らないなら、これはうまくいっていないのかな……」と不安になったり悩んだりする必要はありません。

そのまま週1夜断食を続けていれば、3〜4週間後には体脂肪率にも変化が出てくると思います。そして、体型に変化があるのはさらにその3〜4週間後になります。

また、血液検査の数値についても同様で、体重や体脂肪率が落ちたからといって、即検査結果が正常値になるわけではありません。代謝システムや血流などに変化が出てくるのには月単位で時間が必要ですので、2〜3カ月経って数値にあまり変化が出ていなくても、そこで諦めたりせずに、数カ月後を楽しみにそのまま続けていきましょう。

週１夜断食のために用意するといいものリスト

◉体組成計

体重ではなく体脂肪率を目安にして、健康的な体を手に入れましょう。体重と体脂肪率が測れれば十分なので、高機能なものである必要はありません。シンプルな機能のものであれば数千円で購入できます。

◉スマホの歩数計アプリやスマートウォッチ

理想の歩数は1日8千歩です。

今はほとんどのスマホに歩数計の機能が備わっていて、歩数を管理する無料アプリもたくさんあります。また、ついスマホを持ち歩くのを忘れてしまうという方は、歩数計機能のあるスマートウォッチを活用してもいいでしょう。スマートウォッチを腕につけておけば、日中家の中で活動する歩数もしっかりカウントしてくれます。

◉水専用のボトル

水専用のボトルを準備するのは、水をどれだけ飲んだかざっくりと把握できるようにするためです。専用のグラスでもいいのですが、これだと1日に何杯飲んだのかが分かりにくいのが難点。たとえば５００㎖が入るボトルなら、午前中に1回空にして、お昼から夕方までにもう1度からにして、最後に夕方から就寝前に飲むようにすると、これで1.5リットルを飲むことができます。

◉旬の果物

週1夜断食では、毎朝、果物を食べていただきたいので、旬の果物の買い置きが常にある状態が理想的。果物からはビタミン、ミネラル、食物繊維など代謝に欠かせない栄養素が摂れます。糖質制限を試みた方は果糖が気になるかもしれません。しかし、体に吸収されやすいのは加工された果糖ブドウ糖液糖などで、さまざまな栄養素が含まれている果物は適量食べる分には糖質を気にする必要はありません。

◉無糖ヨーグルト

朝、断食状態の腸に必要な乳酸菌を摂取します。ヨーグルトは甘さを足していない無糖タイプのものがベスト。甘みは、ヨーグルトと一緒に食べる果物からとりましょう。

◉出汁パック（出汁スープ）

ヨーグルトとフルーツだけの朝食では物足りないという場合のスープとして、また、空腹を落ち着かせるホットドリンクとして、出汁パックを水に入れて煮出しただけの出汁スープがおすすめです。食事に温かいスープがあるだけで満足度がありますし、出汁スープには食欲を抑える成分なども豊富で一石二鳥のスーパードリンクです。

TOPIC 29

「こんなときは?」の対処法

本書の週1夜断食のメソッドは、食べるものや空腹時間などに指定はあるものの、ガチガチにルールを守ってやる、というよりは、継続できるということに重きを置いています。たとえ自分を厳しく律しても、つらいと感じてしまえばいずれリバウンドしてしまうからです。

ここでは、「こんなときはどうしたらいいんだろう?」と実践した方からよく聞かれる内容をまとめていますので、ぜひ参考にしてください。

①小腹が空いたときの神アイテムは「お漬物」

日本人のソウルフードともいえるお漬物は、空腹を紛らわせてくれる最強アイテムではないかと思っています。僕自身、集中的に体調管理をしたくなったときに断食に取り組みますが、そのとき、お漬物に助けられることが何度もあります。

お漬物の何がいいかというと、まずは、材料が野菜というところ。旬の野菜を使った漬物ならその時季に必要な栄養素を摂ることができますし、カロリーを気にする必要もありません。少々、食べ過ぎたところで体にダメージを与える心配が少ないのも嬉しいポイントです。

また、漬物はポリポリとよく噛まないと飲み込めません。しっかり咀嚼することで満腹中枢を刺激しやすくなり、満足感も得られます。

もしかしたら、高血圧などで塩分が気になる方がいるかもしれません。塩分を気にされている方は特に、そうでない方にもおすすめしたいのは、お漬物（簡単なのは浅漬け）を自家製にすることです。自分で作ることのメリットはたくさんあって、塩の量を調整できるのもその一つ。そして、野菜を大きめにカットすることで咀嚼回数を増やすことが可能になります。

自家製浅漬けの作り方

●おすすめの野菜

きゅうり、大根、なす、白菜、かぶ、キャベツなど

●市販の浅漬けの素を使う場合

大きめにカットした野菜と浅漬けの素を保存袋に入れるだけでお漬物が作れます。

体の中をヘルシーに保つためにも、浅漬けの素は化学調味料無添加のものなど、品質にこだわって選んでいただくのがおすすめです。

●自家製の浅漬けを作る場合

大きめにカットした野菜を塩で揉んで、重石を載せる。重石がない場合は、お皿などを載せておく。これだけでも浅漬けはできます。

味にアクセントが欲しいときは、揉み込む塩の量を加減して塩昆布を一緒に漬け込む、乾燥の鷹の爪を一緒に漬け込むなどしてアレンジを楽しみましょう。

出来上がった浅漬けに、ごまや刻んだ大葉を混ぜるというのも味にアクセントがついておすすめです。

もっと頑張れる人は、レシピ本や料理サイトを参考にしながら、自家製の浅漬けの素を作ってみてはいかがでしょうか。自分好みの味を究めるというのも楽しそうです。

②空腹感が強い夜は「出汁スープ」でホッとひと息

週1夜断食をした日は、体の修復機能を高めるためにも、眠たくなった瞬間を逃さずさっさと布団に入るのが、本当はおすすめです。でもそれが可能な日ばかりではありませんよね。ようやく眠ろうと思ってもお腹が空いて寝付けない。そんなときは、温かい出汁スープをゆっくり味わって飲みましょう。

出汁には**旨み成分が含まれていて、「今、おいしいものを食べているよ」と脳を騙すことができます。**

寝る前にかつお節からお出汁を引くのはさすがに大変ですし眠気も吹き飛んでしまいそうなので、そういうときは市販の出汁パックなどを上手に取り入れてみましょう。

最近では、電子レンジでチンするだけの出汁パックもありますので、用途に合わせていくつか揃えておくのもいいかもしれません。出汁パックを選ぶ際も、成分表示をしっかりチェックして、余計なものが入っていない質のいいものを選べるといいですね。

③週1夜断食の日に予定が入ったら、翌日に振り替えればOK

週1夜断食を何のためにするのか。それは、健康を取り戻して、よりよい人生を楽しむためであるはずです。だからこそ、長く継続できることが前提のメソッドとして提案しています。

友人からの誘い、趣味の集い、親戚づきあい。夜断食の日だからといって、大切な予定を避ける必要はありません。

もし、夜断食を予定していた日に約束が入ったら、翌日に夜断食をすればよいだけです。

そこで、「先週はせっかくできたのに今週は決めた日にできなかった……」などと、物事を複雑に考えるとうまくいきません。何事も極力シンプルに。**「今日はできないから、明日やろう」というスタンス**でいきましょう。

年末の忘年会シーズンなどで飲み会が続く日もあるでしょう。それであれば、できる日に夜断食をしてもいいですし、それだとリズムが狂ってやりにくいなと思うのであれば、その週はスキップしてもいいのかもしれません。その週に焦点を当てたら、「あぁ、今週はできなかった」となってしまいがちですが、3～4カ月という長いタームで見れば、「そんな週があっても仕方がない」ことなのです。

反対に、今日は帰宅が遅くなっていつもの時間に夕飯が食べられそうにないという日には、**気分が乗れば「このまま夜断食するチャンス！」**と夜断食をするのもいいと思います。

そんなふうに日々を過ごしていれば、トータルでの回数はあまり変わらないのではないでしょうか。一つのことに取り組んでいると、結果を求めて気持ちが焦ったり視野が狭くなってしまったりしがちですが、世の中「○○じゃなきゃダメ」なんていうことはありませんから、視野を広く持って柔軟に取り組みましょう。

④16時間空けられなくても、週1夜断食する意味は大いにあり！

週1夜断食の基本は、当日の昼食から翌日の朝食までの間を16時間空けること、とお伝えしました。このように目安となる数字を挙げると、必ず**「15時間しかできなかった……」と気に病んだり、「今日は14時間しか空けられそうにないから、やめておこう」**と早々に諦めてしまう方がおられます。でも、ちょっと待ってください！　さまざまな効果を、最大限に、効率よく享受しようとしたら、16時間空けるのが理想ですが、それが14時間や15時間になったからと言って、成果がゼロになるわけではありません。

空腹時間が10時間以上になれば脂肪の分解や燃焼が始まりますし、12時間以上になるとオートファジーのスイッチが入ることもわかっています。そして何よりも、胃腸をしっかり休めることができます。

特に、生活リズムを一定に保つほうがラクという感覚がある方は、空腹時間が16時間に満たなくても決まった曜日に夜断食をするほうがストレスもかからずいい結果につながると思います。

くれぐれも、「16時間できなそうだから今日はやめとこう」が、2週3週とズルズル続き、いつの間にかやめてしまわないよう、どこかで気持ちをリセットすることが大事です。夜断食に少しでも頑張って取り組んだという気持ちが、翌日からの良食日もできるだけいい食事を摂ろうというマインドにつながるはず。

できない日があってももちろんいいですが、そのまま自分を甘やかすことにならないよう、その点だけには気をつけましょう。

⑤「良食日」の夕食が遅くなるときの食事メニュー

帰宅が遅くなり、良食日の夕食が10時を超えてしまいそう。そんなとき、あなたならどうしますか？

夜8時以降に食事を摂る場合は、胃腸に負担がかからないよう、消化にいいものを選べるとよいでしょう。ヘルシーで腹持ちがいいことからダイエットメニューとして人気の**こんにゃくやしらたきは、消化という観点から見るととても時間がかかる食品なので、夜遅い食事では摂らないようにする**のがベター。

同じ野菜でも、生のサラダよりもスープや煮込み料理など温かい料理のほうが胃腸への負担が少なくなるため、夜遅い時間帯でも選べる余裕があるときは、温かい野菜料理をチョイスするといいでしょう。

夕食は何がなんでも食べなければいけないもの。そんなふうに考えているのなら、それは、以前のあなたの価値観そのもの。週1夜断食では、空腹の時間を長くつくることを大切にしています。ですから、「ラッキー。このまま今日は夜断食してしまおう！」というふうに考えるのもありですし、「胃を落ちつけるために出汁スープを飲もう！」というのもいいと思います。

⑥コンビニで選ぶなら元の素材の形がわかるもの

「コンビニで買うなら、何がいいですか？」

今までに何回聞かれたかわかりません。それくらい、とてもよく聞かれる質問の一つです。その際には「素材の形がわかるもの。例えば、おでんや焼き魚などがいいでしょう。もしくは、具沢山のスープなど余計なものが入っていないものがいいです」と答えています。

元の形がわかるものとは、なるべく形が加工されていない食品で、そういった食品をチョイスしていれば、素材をそのまま食べているのに近いからです。

おでんであれば、大根や卵など素材そのままのメニューもありますし、野菜スープなども色々と種類があります。また、自宅で調理すると手間のかかる焼き魚なども売っているので、活用するといいでしょう。

ただし、コンビニには各種お弁当、パスタ、そば、うどん、ラーメン、丼ものなど、糖質や脂質過多になりそうなメニューがこれでもかと置いてあります。

週1夜断食では、不必要な栄養素を排除して体を内側から変えていきながら、同時に、食への意識も変えていくためのものなので、高糖質、高カロリーなコンビニメニューを手に取ってしまうと、また以前の生活に戻ってしまう可能性もあるため、あくまでもコンビニは補助で使うに留め、自炊できる場合には自宅で調理するようにしましょう。

⑦無糖ヨーグルトで「甘い！　おいしい！」からの脱却

「無糖ヨーグルトは苦手で食べられないんです」
「糖質ゼロの人工甘味料をかけてもいいですか？」
「何かトッピングしてもいいものはないですか？」

などなど、無糖ヨーグルトに関しては、さまざまな角度からご質問をいただきます。
過去には、質のいい純粋なはちみつなら少量かけてもいいですよとお答えしていたこともあるのですが、健康問題に直面している方にはあえて厳しく言わせていただきます。

「週1夜断食をきっかけに、甘みへの執着を捨てましょう。そうでないと、この先の人生で、もっと甘いものを制限することになりますよ」

無糖ヨーグルトの味に最初は慣れなかったとしても、食べ続けているうちに慣れるときがきます。人生を振り返ってみてください。最初は苦かったブラックコーヒーもビールもいつしか、うまい！に変わっていませんでしたか？　人の味覚は変わるもの。無糖ヨーグルトの味にもそのうち慣れます。また、メーカーによっても味わいはさまざまなので、食べ比べて自分の舌に合うものを探すことを楽しんでしまいましょう。

それでもまだ「スクラロースやアスパルテームなどの人工甘味料ならカロリーもないしいいのでは」と思う方もいるでしょう。人工甘味料については、やはり、加工されているものという点が気になります。夜断食をして体をニュートラルな状態に戻そうという時に、自然界に存在するものから離れて加工されたものを使うことは正反対の行為です。

人工甘味料は消化吸収されずそのままの形で排出されるから血糖値を上げないとか体に負担をかけないなどと見聞きすることがありますが、一方で、**人工甘味料は砂糖よりも強い依存性があることが指摘されていたり、甘みが無くても大丈夫な体を作るという意味では結局甘みに頼ることにも繋がります**。やはり、自然界に存在するものを優先的に取り入れたほうがいいだろうというのが僕の結論です。

何かトッピングをしたいときは、朝のヨーグルトに旬の果物をのせて食べるのがベスト。

リンゴやみかん、メロンなどの果物をトッピングするのはいかがでしょうか。

「ヨーグルトの代わりに飲むヨーグルトでもいいですか？」という質問もよくいただくのですが、飲むヨーグルトこそ人工甘味料で飲みやすく加工しているものが多いのです。それに、咀嚼しないと脳が満足感を得られないという点からも、朝の飲むヨーグルトはおすすめできません。旅先などで出合った高品質なものをたまに飲む程度なら許容範囲ですが、毎朝の飲むヨーグルトは控えましょう。

TOPIC 30

大幅減量を望む方のための「週2夜断食」

体脂肪率が男性で25％以上、女性で30％以上あり、かつ、**少しでも早く現状から脱したい**という方は**「週2夜断食」**にトライするのもありです。

基本的な進め方や注意点は週1夜断食と変わりがなく、夜断食を行う日が1日増えるだけです。1週間のうちに空腹である時間をさらに増やし、体に起こる変化のスピードを上げていくようなイメージです。

次のページの表は、いちばんスタンダードなモデルケースです。

週1夜断食の一般的な1週間を参考に、月曜日を不食日、土日を美食日と設定した場合、**追加する不食日の第一候補は水曜日**がいいと思います。水曜日に設定することで、木金の2

日間を良食日にあてることができ、体内をクリーンに保つ時間をまとめて取ることが可能になります。

体脂肪率が**男性で25％、女性で30％を切ったら週1夜断食に移行**し、**男性19％、女性25％以下**になるまで続けましょう。その後の維持期間については週1夜断食と同様ですので、132ページを参考にしてください。

	月曜日〈不食日〉	火曜日〈良食日〉	水曜日〈不食日〉	木、金曜日〈良食日〉	土、日曜日〈美食日〉
朝	旬の果物+無糖ヨーグルト	旬の果物+無糖ヨーグルト	旬の果物+無糖ヨーグルト	旬の果物+無糖ヨーグルト	好きなもの
昼	おかずのみ(主菜+副菜)	おかずのみ(主菜+副菜)	おかずのみ(主菜+副菜)	おかずのみ(主菜+副菜)	好きなもの
夜	夜断食	野菜中心のメニュー(野菜スープ、サラダ、蒸し料理、炒め物、和え物など)アルコール適量OK	夜断食	野菜中心のメニュー(野菜スープ、サラダ、蒸し料理、炒め物、和え物など)アルコール適量OK	好きなもの

第5章

一生元気でいるための心と体のケア術

TOPIC 31

“ねばならない思考”に注意

「週1夜断食をする時の空腹時間は16時間以上が目安です」

とお伝えすると、目安という言葉はあっさりどこかへ行ってしまい

「16時間以上、空腹時間を作らねばならない」

に変換してしまう方が多くいます。

日本人はまじめだとよく言われますが、本当にその通りだなと感じます。本書でも週1夜

断食に取り組む際のルールをいくつか挙げています。でも、ぶっちゃけてしまうと、数字だとかルールをはっきりと提示することをできれば避けたいというのが本音です。

「こうじゃなきゃいけない」という〝ねばならない思考〟は、自分をがんじがらめにする呪縛のようなもの。そこから少しでもはみ出すと不安になるし落ち込むし、身動きが取れなくなるしで、とても疲れてしまいます。

もっと肩の力を抜いて、まぁいいかと思える余白があると、そこで立ち止まることなく前へ前へと進んでいけるように思います。

週1夜断食に、「こうでなければダメ」ということはありません。

空腹時間が13時間になっても、8時間しかできないよりは断然いい。どうしても間食ががまんできない日があっても、以前と比べれば食べる量と内容がよくなっていて、それが毎日続くのでなければいいと思いませんか？

やるなら完璧にやりましょうだなんて、この本のどこを探しても書いていないはずです。真剣に取り組もうとするその姿勢は素晴らしいですが、もうちょっとだけ肩の力を抜いたほうが、途中で息切れすることなく完走できるように思います。

まとめ

“ねばならない思考”に注意

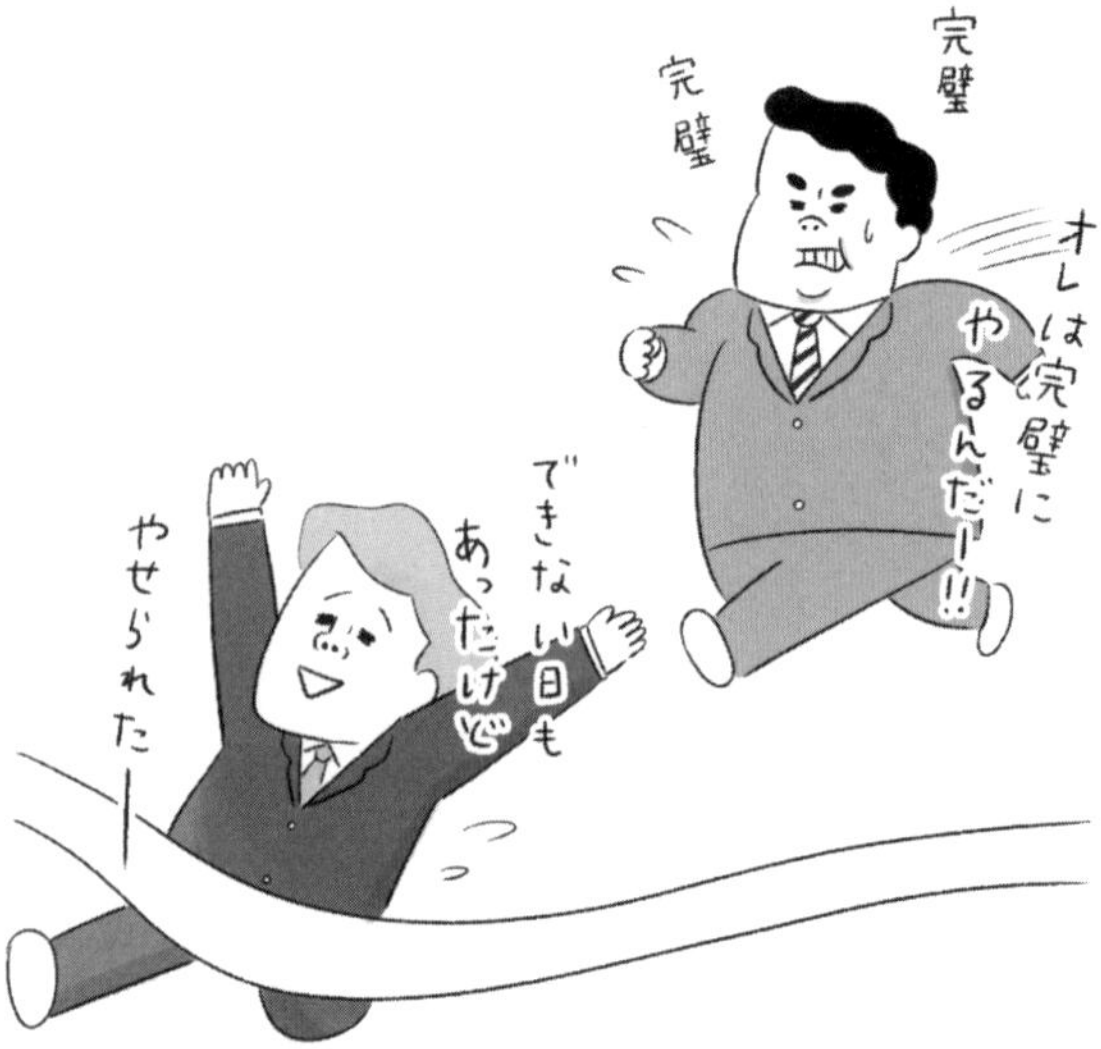

肩の力を抜くことで
完走できます

TOPIC 32

達成できたことに目を向ける

週1夜断食に取り組んでいる期間も、その後の人生でも、どうか「今日、できたこと」にフォーカスを当てていただきたいと思います。

というのも、鍼灸院で鍼治療をしながらお話を伺っていると、**視点を変えればポジティブに受け取れることをネガティブに受け取るクセがついている方が多い**なと感じます。

心理学の用語ではリフレーミング（reframing）といって、物事の枠組み（framing）をいったん外して、見直す（re）という意味で使われます。「失敗した」と感じたときでも、別の枠組みで見直してみると「何がよくなかったのかを知るきっかけになった」というように、同じ出来事を違う視点から捉え直してみるのです。

たとえば、週1夜断食をしていて

「今週は体重が減らなかった」

となげく方は多いです。でも、考えてみましょう。3週間前の自分と比べてどうですか？3カ月前の自分だったら体重の維持さえ難しかったのではなかったですか？　ダイエット中に体重が減らないことは一見マイナスのようですが、視野を広げてみたら圧倒的にプラスの結果に繋がっているはずです。

一つの出来事をネガティブに受け取ると、そこからどんどん派生して「やっぱり自分はダメなんだ」と落ち込んだり、「もうどうでもいいや」と投げやりな気持ちになってしまうこともありますが、それもまた、いらぬストレスを増やす原因になります。

「あ〜あ」とため息はついていいんです。でも、そのままで終わらせず、最後は必ずポジティブな言葉で締めくくるように変えていきましょう。なかば無理矢理なリフレーミングでもOKです！　ぜひ達成できたことに目を向け、できた自分を褒めてあげてください。

TOPIC 33

他人と比較しても意味なし

「みんなこんなに頑張っているのに自分は……」

月曜断食や週1夜断食に取り組んでいる方々が、SNSで今日の成果を報告したり違いを励ましあったりしています。こういったツールは、自分もうまくいっているときには励みになりますが、足踏み状態が続いたりネガティブなマインドになっているときは、みんなと自分を比べてしまう傾向にあります。

前の2項目とも通ずることですが、思うように体重や体脂肪率が減らずに落ち込んだり、ルールを守れなかったときなどに思い出してほしいのは、過去の自分と比べて今の自分がどうであるか、という視点です。なのでまわりと比較する必要はありません。一人ひとり、元の体重も体質も違えば、取り巻く環境も異なります。だんだん血液検査の数値が上がってきたから今のうちから予防的にと思って取り組んでいる人と、もう病気の診断がつきそうだという人とでは、取り組む際の真剣度に差があって当然です。

ですから、比較するなら、過去の自分と比べましょう。週1夜断食に取り組む前と今とで、自分がどう変わったのか。そこを基準にすると、落ち込むこともなくなるはずです。

以前の自分なら迷わず味の濃い料理を選んでいたな。今、料理をしている自分を見たらあの頃の自分は驚くだろうな。この1週間で減ったのは100gかもしれないけど、1カ月前と比べたらもう3kgも減ってるじゃん！

きっと、自分を褒める言葉ばかりが並ぶと思いますし、それが続けていくモチベーションになってくれるはずです。

まとめ

他人と比較しても意味なし

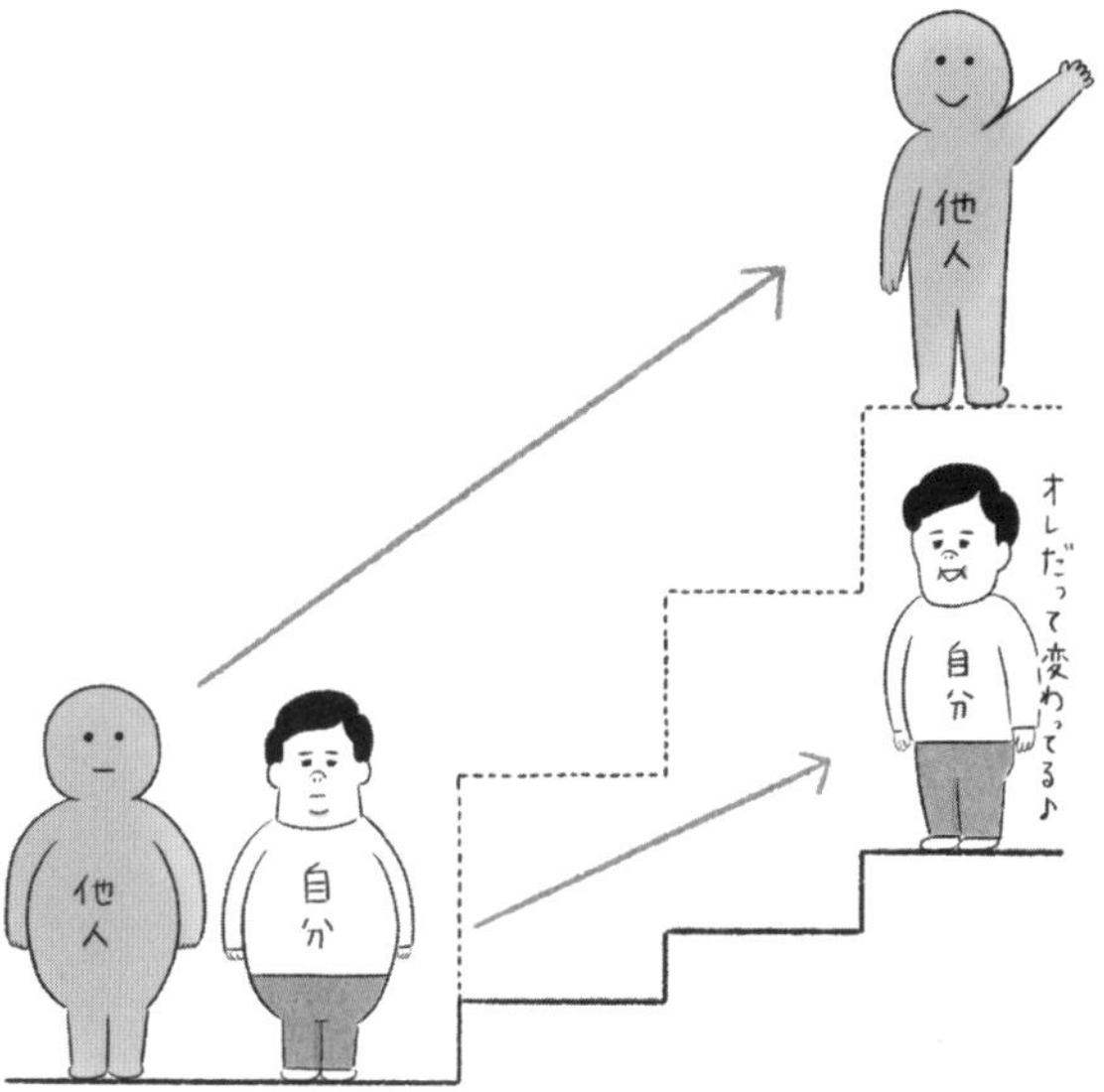

過去の自分よりは
100%よくなっています

TOPIC 34

常識を疑ってみる

かつて、卵はコレステロール値を上昇させるから、脂質異常症（高脂血症）の人は食べるのを控えましょうと言われていました。ところがその後の研究で、コレステロールを多く摂取したら、その分、体内で合成されるコレステロールの量が低下することがわかり、厚生労働省が発表している平成27年（２０１５年）版の「日本人の食事摂取基準」からもその表記は消えています。

これはほんの一例で、**かつての常識が今は非常識と**いうことがよくあります。それでも、その人にとって強烈に印象に残るような情報は、何年経ってもしぶとく脳内に残り続け、なかなか消えないということがあります。あるいは、自分にとって都合のいい情報だけが残り続けるという場合もよくあります。

健康意識が高まってくると、今まで以上にたくさんの情報に触れるはずです。そのときに、過去の自分の常識を持ち出して、頭ごなしに批判したり排除したりするのではなく、目の前にある最新の情報を一旦は受け取り、情報の精度を確かめ、必要に応じて情報のアップデートをしていきましょう。

断食にしても、ほんの数年前までは限られた人がやることで、修行や忍耐など強い精神力を必要とするものというイメージだったと思います。しかし、最新のエビデンスによって、空腹時間を長く保つことがオートファジーの活性化につながることがわかると、多くの人が興味を示し実践するように変わりました。

年末に大掃除をして家の中をクリーンにするように、自分の常識も古くなったものは捨てて、新しく有益なものを取り入れていきましょう。

TOPIC 35

痩せている人と太っている人の決定的な違い

「面倒くさい」「後でやろう」

が口癖ではありませんか？

面倒くさいことをえいやっと勢いで片付ける、後回しにしていたことを今すぐやる。それだけで、数カ月後には体重が落ちているかもしれません。

NEAT（ニート／Non-Exercise-Activity Thermogenesis）という言葉を聞いたことがあるでしょうか。日本語では、**非運動性熱産生**と言います。

端的に言うと、ジョギングや筋トレなどのようにわざわざ取り組む運動ではなく、**掃除や**

料理、ゴミ出し、買い物など日常生活の中における活動によって消費されるエネルギーのことをNEATと言います。

1日に消費するエネルギーのうち、半分以上となる50〜70％を占めているのがただ普通に過ごしているだけで消費される基礎代謝量、およそ10％が食事を摂ることによって発生する食事誘発性熱産生、残りの20〜40％を運動とNEATが占めています。

この内訳は、もちろん人によって異なります。運動もしない、NEATも少ないとなると、肥満まっしぐらコースをひた走ることになります。非肥満者と肥満者を比較した場合、肥満者のほうが1日の中で座っている時間が164分も長かったというデータもあります。

また、京都府立医科大が行った大規模研究では、日中の座位時間が長い人ほど死亡リスクが高くなることがわかっています。**長時間座ったままでいることで血行が悪くなり、代謝も低下してしまう**ため、何も病気がない人であったとしても死亡リスクが高くなってしまうのです。

週1夜断食では、運動嫌いな人にまで運動することを勧めていません。しかし、運動にはカウントされない**NEATを高めていくことは、太りにくい体を維持し、病気を遠ざける生**

活習慣として意識していただきたいと思っています。

具体的には、１時間に１回は立ち上がって歩くようにする。スマートウォッチなどには、１時間に１回歩行を促すようにお知らせしてくれる機能がついていたりするので、うまく活用するといいでしょう。

「テレビ視聴時は、ＣＭになったら立ち上がる。ちょっとした用事を済ませたり、特に何もなければその場で足踏みをする。」

「家のゴミ箱の数を減らし、わざわざ歩いて捨てに行くシステムにする。」

「買い物はまとめ買いをせず、必要なときに必要なものだけを買いに行く。」

「テーブルの上によく使うものを置きっぱなしにせず、出したら片付けるを徹底する。」

気合を入れて本格的に運動に取り組むのではなく、日常生活の中で立ち上がる機会を増やすようなシステムを構築してしまうのがおすすめです。週１夜断食もそうですが、『意志の力は弱くても、仕組みは強い！』ということです。

まとめ

痩せている人と太っている人の
決定的な違い

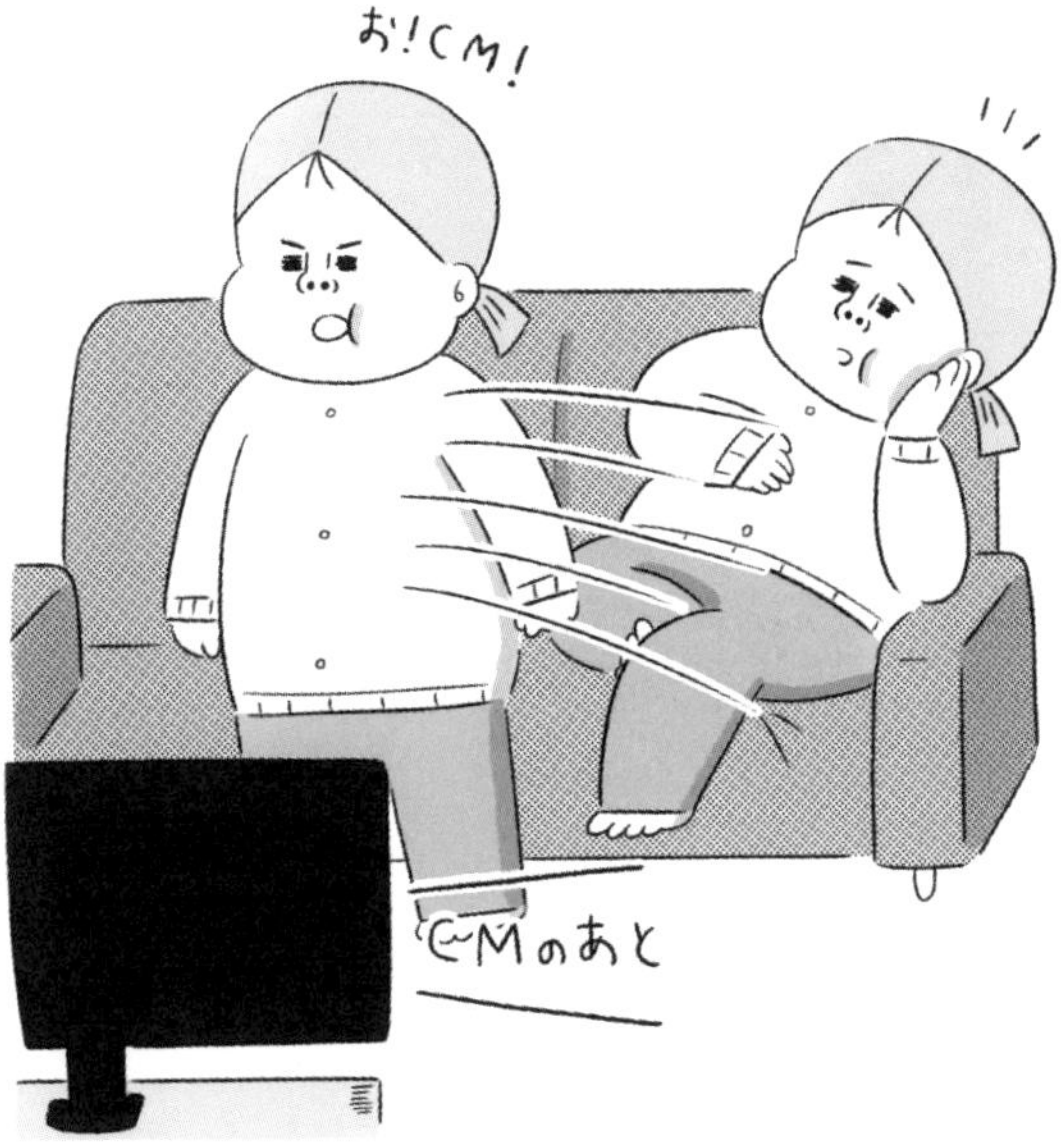

痩せている人は
ちょこまか動いています

TOPIC 36

量より質へ、選ぶ基準を変えてみる

「2個セットで買うとお得なショートケーキ買っちゃった」
「2駅先の評判のいい洋菓子店のショートケーキ買っちゃった」

週1断食をする前のあなたは前者、週1断食を実践後のあなたは後者になっているのではないでしょうか。週1夜断食は、不健康な自分を作ってしまった以前の習慣を捨て、新しい習慣を手に入れるメソッドでもあります。週1夜断食に取り組んで健康な体を手に入れたその後、特に重要だと感じるのが、食べるものを選ぶ基準ではないかと思います。

これからは、余計なものが入っていないから、今日食べる分だけあればいい、胃腸に負担をかけないのはどっちだろう、そんなふうに体のことを最優先にして、自分と相談しながら買い物を楽しめるといいですよね。

スーパーでまとめ売りしているショートケーキと2駅先の評判のいい洋菓子店のショートケーキ。どちらが自分の心を満足させてくれるでしょうか。コストの面では、後者のほうがかかります。交通費なども合わせたら、スーパーの倍近くかかるかもしれません。

でも、考えてみてください。これまでの自分は、ケーキに限らず、プリンや大福、お菓子などにたくさんお金を使ってきましたよね。しかし、空腹であることの心地よさを知った週1夜断食後は、むやみにスイーツを食べまくることはもうないはず。トータルのコストで見たときには、少しいいケーキをわざわざ電車に乗って買いに行ってもお釣りがくるはずです。その上、食べた時の満足度も高い。

すべてにおいて、価値観を変えていけたら、以前の生活に戻ることはなくなります。もちろん、リバウンドとも無縁でいられるでしょう。

37 TOPIC

ストレスからは、逃げるが勝ち

「先生、ストレスがかかると太るって本当ですか？」

大いに関係あります。

人はストレスを感じただけで血管がキュッと締まって活動モードになる交感神経が優位になります。するとイライラしたり衝動性が強くなったりしてしまいます。

イライラしていると、甘いものへの欲求が高まったり、食への正常な判断ができずによく噛まずにがっつくように食べてしまいがちです。

また、ストレスを感じるとコルチゾールというホルモンが分泌され、脂肪を溜め込みやすくなります。痩せるために脂肪を燃焼していきたいときなのに、ストレスがそれを邪魔するのです。

ほかにも挙げればキリがないほど、ストレスは百害あって一利なし。

他にも、散らかった部屋もストレスのもとですし、付き合いで渋々参加する会合や飲み会、目にするたびに嫌な記憶がよみがえる思い出の品、提出期限の過ぎた書類、捨てられるものは捨て、断れるものは断り、処理すべきものはさっさと処理して、ストレスをどんどん手放していきましょう。週1夜断食をきっかけに、さまざまなストレス源を断つことを一度真剣に考えてみてはいかがでしょうか。

38 TOPIC

体重・体脂肪率の測定を習慣にする

週1夜断食を始めるときに準備したいものリスト（138ページ）に体組成計が入っていましたが、これは週1夜断食中には体重・体脂肪率の変化を見ていくのに使っていただきたいですし、健康な体を取り戻した後、その体を維持していくときにも役立ちます。

ダイエットに成功し、今も体重や体型をキープされている方に共通しているのが、毎日、体重・体脂肪率を測ることを習慣にしていることです。

ダイエットのゴールを設定する際、体重よりも体脂肪率を落とすことを意識した方がいいとお伝えしましたが、体型をキープする段階に突入した場合、人それぞれ、自分にとってのベスト体重があると思います。たとえば、ベスト体重が53kgの人であれば、体重のボーダーラインを54kgに設定しておき、そこを超えたらすぐに夜断食をしてリセットをする。そんなふうに、早め早めに体を整えることで、指導した方の中で長い方では10年以上、体重をキープされています。

人間には現状を維持しようとするホメオスタシスという機能が備わっていて、体重を維持する期間が長ければ長いほど、それが自分にとっての当たり前になります。ところが、夜断食で理想の体重になって維持期間に移行している間は、まだ、**以前の体重のほうが体に形状記憶されていて、そこに体が戻ろうとする力が働きやすくなります**。そこでじわじわと体重を増やしてしまっては元の木阿弥です。

毎日体重計に乗って、ボーダーラインを超えたらその日は夜断食をする。いつもより歩く時間を増やす。夜の食事を野菜たっぷりメニューに切り替える。そんなふうにして、自分なりにやりやすい仕組みを作り、今の体が自分にとっての当たり前になるように、維持する期間を伸ばしていきましょう。

TOPIC

39

今日中に眠ることを自分と約束する

人は眠っている間に痩せます！　ちゃんと寝ないと、痩せません！
この言葉を何万回口にしたかわからないほど、繰り返し伝えてきました。

**「ちゃんとルールも守ってるし、食事の内容だって悪くない。
それなのに、痩せない」**

そんなケースは、眠りの質に問題があることが多いです。
よく知られているように、人は眠っている間に体の修復作業を行います。子どもの成長に欠かせない成長ホルモンですが、実は大人にとってもすごく大事なもので、寝ている間の修復作業、疲労回復、アンチエイジングなどに効果を発揮します。

この成長ホルモンは、眠りについてからの90分間を熟睡することでしっかり分泌されると言われています。また、**中医学では夜10時以降に胃腸の働きが活発になる**と言われていますので、なるべく早めにしっかり眠れる環境を整えることが大事です。

夜10時になんてさすがに眠れないという方は多いと思います。それでも、どんなに遅くても日付が変わる前に寝る生活スタイルへと変えていきましょう。

また、寝る30分から1時間前には、光による刺激を浴びないように、テレビ、スマホ、パソコンなどの電源を切って、落ち着いた気持ちで過ごすようにします。リラックスを司る副交感神経の働きをよくすることが質のいい眠りの鍵を握るので、寝る前はできるだけ部屋の電気を暗くして、軽くストレッチをしたり、深い呼吸で気持ちを落ち着けたり、クラシックなどの音楽を聴くなどして過ごしましょう。

きちんと眠ることは脳内の老廃物の排出にも関連し、認知症の予防効果があるとも言われています。よい眠りは最大のアンチエイジングであることを深く心に刻んでおきましょう。

Q.1 週1回の夜断食で、本当にダイエット効果はあるの？

週1夜断食によって週1回16時間の空腹時間を作ると仮定して、これを月に4回行った場合、64時間の空腹時間を持つことになります。64時間というとおよそ3日間何も食べない状態を作ったことになるわけで、週1回といえどもそれ相応のことはしているのです。

週1回の夜断食で一気に体重が落ちるということではなく、**週1夜断食が体を消費モードにするスイッチを入れるというイメージ**が正しいと思います。

人間は、普通に生きていれば飢餓に備えて食べ物を溜め込もうとする生き物なので、週1回、**オートファジーが働くようにしっかりと空腹の時間を作って体をリセットする**。これを繰り返すことで蓄積型の体から消費型の体へと体質から変えていくことができます。

たかが週1回と思うかもしれませんが、その週1回が痩せる体に変えていく上ではとても重要です。

Q.2

断食した後に食べたらリバウンドしそうで怖い……

食べていないところに、元の食事に戻せばリバウンドして太ってしまうのではないか、と考えてしまうのも無理はありませんが、結論から言うと週1夜断食を続けてきた人であれば心配ありません。

まず、これまでやってきた成果で、胃の大きさが今までとは明らかに違うことがわかっているはずです。つまり、以前のような量を食べるには、また胃がパンパンになるほど食べ続け、大きくしていく必要があります。

さらに、いつもより飲んだり食べたりした日があっても、どうすれば自分で決めたベースの体重に戻せるか知っているはずなので、1週間単位で見ればまたすぐに戻せるはずです。

美食日明けには体重が大きく戻ったりしますが、それも脂肪で戻ったわけではなく、水分などの重さもあるので全く問題ありません。気楽に続けていきましょう。

Q.3 標準体重ですが、週1夜断食をしてもいいですか？

ただ痩せるだけではなく、健康管理にも役立つのが週1夜断食に取り組むメリット。ＢＭＩが標準以下の方でも、**なんだか体の調子が悪くてここで1回リセットしたいなと感じるようなタイミングがあれば、ぜひ試してみてください**。試しに1回だけ夜断食をするのでもいいし、体の調子を見ながら2週3週と続けてみても構いません。

夜断食で胃腸を休めることもできるので、ちょっと胃腸の調子がよくないな、という日にも試す価値はあります。

胃腸の話になると強いか弱いかで語られがちですが、そうではなく、胃もたれがする、胃が重苦しいなど、胃腸の調子が乱れているかどうかが夜断食にトライする目安です。ぜひ一度、試してみましょう。

Q.4

週1夜断食をしてはいけない人はいますか？

すでに糖尿病の診断がついていて、**血糖値を下げる薬を服用していたり、インスリン注射をしている方は、週1夜断食をすることで低血糖になってしまう恐れがあるため、必ず主治医に相談した上で取り組むようにしてください。**他にも、通院中、投薬中の方は必ず事前に医師と相談してください。

妊娠中や授乳中の方は、今は赤ちゃんの栄養が最優先。産後に生理が再開してご自身の体と向き合うタイミングがきてから開始するのがいいでしょう。

成長期のお子さんの断食についても相談をうけますが、今は断食よりも早寝早起きをして、縦に身長を伸ばしていくことを優先させる時期。少なくても**10代のうちは断食よりも睡眠を大事**にしてください。

Q.5 夜断食の代わりに、朝断食をしてもいいですか？

週1夜断食と同じように断食を推奨している文献の中には、食べる時間にこだわらないものもあるようです。しかし、週1夜断食では、夜の時間帯に食べないことに意味があると考えているため、**朝食を抜くことはおすすめしません。**

人類の長い歴史からみても、食事は太陽が昇っている時間帯にするのがよい、というのが食事に対する僕の基本的な考えです。

朝、体を目覚めさせるためにも何か口に入れることはとても大事で、これから活動を始める胃に対してもおはようの挨拶として胃に負担をかけないものを食べることをおすすめしています。

実際に僕自身、週1夜断食をしたときの体感や効果を確かめたくて、夜断食以外のことを試してみたことがあります。朝昼を食べずに夜1食だけの生活にしばらくチャレンジしたときは、朝起きても疲れが取れず、日中の眠気がすごくて自分には合わないなと感じました。また、食欲も乱れに乱れまくり、普段はあまり食べないお菓子を欲するようになって食べた結果、顔にぶつぶつまでできてしまう始末。ただ、体重だけでいったら、夜1食生活でもそこまで増えることはありませんでした。

ですから、体重という数字だけを切り取ったら何時に食事を摂ってもいいのかもしれませんが、精神面も含めた体調を健やかに保つためには、やはり、太陽が昇っている時間に食べて日が沈んだら食事は控えめにするというのがいちばんいいと思います。

Q.6

75歳の母に週1夜断食を勧めてもいいですか？

僕の治療院では70代後半で断食に取り組み、元気を取り戻した方も実際にいらっしゃいます。**糖尿病の治療をされている方は低血糖の心配があるので主治医の許可なく取り組むことは避けていただきたい**のですが、それ以外で断食をしてデメリットになるようなことが思い浮かびませんので、基本的に年齢の上限は決めていません。

ご高齢でも元気な方は、食事をもりもり食べます。もちろん、食べられることはいいことなのですが、栄養の偏りが目立ったり、カロリーの摂りすぎになっているケースでは、それが理由で不調を招いていることもあります。

心配であれば、まずは1回夜断食をしてみて、翌日の目覚めのよさなどが体感できれば、週1夜断食を続けてみてもいいのではないでしょうか。

Q.7

サプリメントは飲み続けても大丈夫ですか？

そのサプリメントを飲むことで元気になったり健康になったりしている体感があるのなら、飲み続けるのもいいと思います。

ですが、**一度やめてみるのも悪くないんじゃないかな、**というのも本音です。週1夜断食に取り組むと、体が必要とする栄養素がしっかり摂れているはずです。その上、睡眠の質が上がったり、血流や代謝がよくなったりしたことで、実は、**そのサプリメントに頼らなくてもいい体になっている、**ということもあり得ます。

また、健康にいい働きをするサプリメントも、加工したものであることに変わりがなく、肝臓で分解される際に負担となって、肝機能に影響を与えてしまう可能性も考えられます。体をニュートラルな状態へと戻していく週1夜断食の間は、なるべくなら、口から入れるものは自然に近いものを基準に選んでいただきたいところではあります。

おわりに

僕がいちばんに望んでいることとは、健康な人を増やすことです。その人ひとりにフォーカスすれば、健康であることが人生をめいっぱい楽しむことにつながりますし、もっと視野を広げてみたときには、日本全体の医療費の削減にもなります。

今、日本人の健康をおびやかしているのは、肥満による脂肪の蓄積が大きな要因であるメタボリックシンドロームや生活習慣病です。これらは緊急性を要するような痛みを伴わないため、血液検査の数値がちょっと悪いくらいでは放置されてしまいがちです。しかし、その段階で何も手を打たないでいると、命を落とすことに直結してしまう病を発症する可能性が高まります。

生活習慣病やその予備軍である時期に、健康を取り戻すかどうかが、健康長寿でいられるかどうかの分かれ道だと思います。そして、そのときだけ痩せればいいという話ではなく、

5年先、10年先、20年先も元気でいるために、肥満を招いた食習慣や生活習慣も含めて変えていかなければなりません。

そんな時に有効なのが週1夜断食です。年齢に制限はなく、誰もが安全に取り組むことができ、食習慣のみならず思考も行動も健康を維持しやすいように変えていくことができます。健康をテーマにしたとき、生活習慣病が気になってくる40代以降の方々にはっきりとしたメッセージを伝えたいと以前から考えていました。そして今回、このような形で世に送り出すことができ、また一つ、僕の使命を達成できたというよろこびを感じています。

年齢を言い訳に諦めてしまったらそこで終わりです。これまで何をやっても続かなかった人も、最後の砦として週1夜断食を試してみてください。きっと、「もっと早く知っていればよかった」と思っていただけるはずです！

関口　賢

『10万人以上を痩せさせたダイエット専門鍼灸院が教える
一生太らない生活』の読者様へ

公式LINE
登録で

“週1夜断食”の関口賢より、
特別なご案内

3つの特典プレゼント

特典1 本書に掲載しきれなかった
“痩せる裏テクニック”を特別配信

これまでに10万人以上を痩せさせてきた“痩せる裏テクニック”を大公開!

特典2 特別体質チェック診断

自分の体質を知ることで痩せやすくなる! また自分の病気リスクも知ることができる!

特典3 登録者限定! 関口による個別相談

ダイエットや健康について関口本人にLINEで相談することができます
※期間や回数の制限あり

二次元コードを読み取り、
LINEの友だち登録を
お願いします。

※本プレゼント企画のお問い合わせは、LINE登録後に公式LINE運営事務局までお願い致します。
※本企画は予告なく終了する場合があります。予め、ご了承下さい。

【著者紹介】

関口 賢（せきぐち　まさる）

1985年、千葉県千葉市生まれ。ダイエット専門鍼灸院 ハリエット総院長。サッカーの名門・市立船橋高校でサッカー漬けの日々を送り、2007年、東京メディカル・スポーツ専門学校鍼灸師科卒業。中国式鍼治療専門店ハリー（HURRI）の王先生に憧れ、弟子入り。2010年、関口鍼灸治療院HEAL the WORLDを銀座にオープン。2019年、ハリエットに改称し、六本木、名古屋にオープン。歌手、モデル、タレントなどのボディマネジメント・ダイエットアドバイザーとしてサポートし、プロサッカー選手、プロゴルファーのトレーナーとしても活躍。のべ10万人以上の臨床経験を活かし、時代に合った鍼灸の確立と日本の医療費削減を目指す。著書『月曜断食「究極の健康法」でみるみる痩せる!』（文藝春秋）、など多数。

【STAFF】

編集・執筆：今富夕起

デザイン：はんぺんデザイン

編集協力・校正：望月美佳／森田有紀、矢ヶ部鈴香（オフィスアビ）

イラスト：meppelstatt

10万人《まんにん》以上《いじょう》を痩《や》せさせたダイエット専門鍼灸院《せんもんしんきゅういん》が教《おし》える

一生《いっしょう》太《ふと》らない生活《せいかつ》

2023年8月10日　第1刷発行

著　　者　関口《せきぐち》　賢《まさる》

発 行 者　吉田芳史

印 刷 所　株式会社光邦

製 本 所　株式会社光邦

発 行 所　株式会社日本文芸社

〒100-0003 東京都千代田区一ツ橋 1-1-1 パレスサイドビル 8F

TEL.03-5224-6460［代表］

内容に関するお問い合わせは小社ウェブサイト

お問い合わせフォームまでお願いいたします。

URL https://www.nihonbungeisha.co.jp/

©Masaru Sekiguchi 2023

Printed in Japan 112230727-112230727 Ⓝ 01　(230054)

ISBN978-4-537-22132-9

（編集担当：上原）

乱丁・落丁本などの不良品がありましたら、小社製作部宛にお送りください。

送料小社負担にておとりかえいたします。

法律で認められた場合を除いて、本書からの複写・転載（電子化を含む）は禁じられています。

また、代行業者等の第三者による電子データ化および電子書籍化は、いかなる場合も認められていません。